10 MINUTES DE PILATES AU MUR POUR LES DÉBUTANTS

Dorian Ritter

TABLES DES MATIÈRES

INTRODUCTION

Bonjour, je m'appelle Chloé. Enchantée de vous rencontrer !

Je suis votre instructeur personnel de Pilates. Dans ce cours, vous apprendrez plus de 50 exercices de Pilates au mur.

Je vous expliquerai chaque exercice étape par étape et vous montrerai également toutes les positions intermédiaires, afin que vous puissiez exécuter chaque exercice de la meilleure façon possible !

Ne vous inquiétez pas, votre niveau d'entraînement de départ n'a pas d'importance, vous pouvez le faire !

J'ai créé 6 séances d'entraînement avec des niveaux de difficulté croissants, afin que vous puissiez améliorer progressivement votre condition.

J'ai hâte de m'entraîner avec vous ! A bientôt

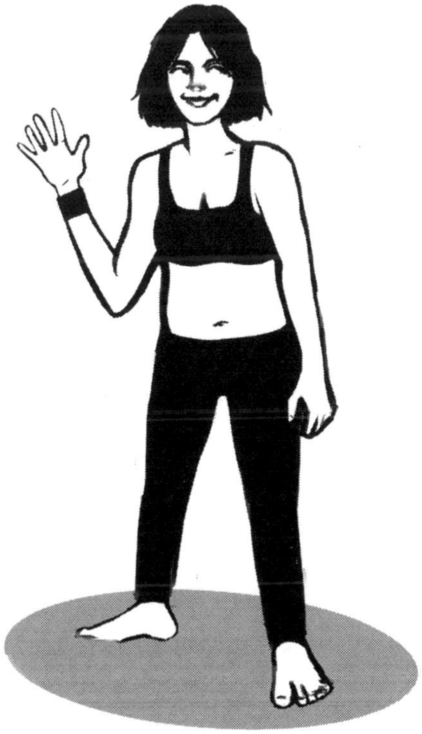

Avant de commencer la formation...

Qu'est-ce que le Pilates au Mur et pourquoi est-il différent du Pilates Classique ?

Le Pilates est un type d'exercice qui met l'accent sur le contrôle postural et vise à renforcer et à améliorer la structure musculaire du corps.

Les séances d'entraînement comportent des mouvements lents et précis, développés pour tonifier le corps sans surcharger les muscles.

Dans un cours de Pilates, les exercices sont principalement axés sur la stabilité et l'équilibre du corps. Au cours des premiers mois, il peut être très difficile pour un débutant d'effectuer ces exercices sans soutien.

C'est là que le Pilates au mur entre en jeu !

Le Pilates au mur utilise la stabilité et la résistance du mur pour travailler en combinaison avec le poids de notre corps, ce qui rend les exercices plus accessibles et plus faciles pour les personnes de tous niveaux.

Les exercices que vous faites contre le mur sollicitent moins vos articulations, et chacun peut choisir le niveau de résistance qu'il préfère et l'adapter à ses propres capacités et à sa condition physique.

Les exercices au mur sont accessibles à tous et peuvent être effectués où vous le souhaitez. Vous n'avez pas besoin d'un reformer dans votre chambre ou d'un équipement coûteux. Tout ce dont vous avez besoin, c'est d'un mur et d'un espace pour vous allonger, les bras tendus.

Emportez ce livre avec vous, que vous soyez en vacances ou en déplacement professionnel. Ainsi, votre cours de Pilates au mur peut avoir lieu n'importe où !

Quels sont les avantages du Pilates au Mur ?

Le Pilates au mur est parfait pour les débutants

Comme mentionné ci-dessus, le Pilates au mur est l'entraînement idéal pour débuter avec le Pilates, car il incorpore les mouvements classiques du Pilates tout en utilisant le mur pour vous aider à maintenir l'équilibre et la stabilité.

Au fur et à mesure que les exercices progressent, le mur sert de guide pour vos mains et vos pieds, ce qui vous permet de gagner en confiance et de soutenir votre corps tout au long de l'entraînement.

Amélioration de la souplesse

En plus de renforcer les muscles du corps, les exercices de Pilates se concentrent également sur l'étirement des muscles et l'amélioration de la souplesse. Il est essentiel d'avoir des muscles étirés et souples pour les activités quotidiennes telles que porter les courses ou jouer avec vos enfants. Ce livre comprend des exercices d'étirement à la fin de chaque séance d'entraînement. Grâce au support du mur, les étirements sont également plus efficaces que les exercices normaux.

Il est idéal pour les personnes souffrant de douleurs lombaires ou dont la mobilité est limitée !

Avez-vous déjà ressenti des douleurs lombaires après une séance d'entraînement ? Aujourd'hui, il est de plus en plus fréquent d'avoir mal au dos, à la nuque ou aux épaules.

Les exercices de Pilates au mur peuvent améliorer votre posture en allongeant la colonne vertébrale et en décomprimant les vertèbres.

En gardant le dos contre le mur pendant l'exécution des exercices, vous obtenez un meilleur alignement de la colonne vertébrale, ce qui contribue à réduire le risque de blessure et de mal de dos.

Exercices à faible impact

L'activité physique peut exercer une forte pression sur les articulations. Les exercices tels que le Pilates au mur réduisent la pression sur les articulations et sont idéaux pour les personnes souffrant de douleurs articulaires ou de problèmes de mobilité. Le Pilates est également idéal pour les personnes qui se remettent d'une intervention chirurgicale, car la stabilité du mur leur permet d'effectuer des exercices très stables.

Améliore la santé mentale

Le Pilates présente de nombreux avantages pour la santé mentale. Pendant la pratique, des endorphines, l'hormone du bien-être, sont libérées, ce qui réduit le stress et procure des sentiments de bonheur et de satisfaction. L'exercice a été associé à une amélioration de la qualité du sommeil, ce qui est important pour les personnes souffrant d'insomnie et ayant des habitudes de sommeil irrégulières.

Favorise la circulation sanguine

Aujourd'hui, les problèmes de circulation sanguine sont très fréquents. Les exercices de Pilates au mur peuvent contribuer à améliorer votre circulation sanguine et à réduire le risque de varices grâce aux mouvements lents et précis typiques de la méthode Pilates. L'un des premiers exercices que vous apprendrez vous aidera énormément à améliorer la circulation et renforcer les muscles des jambes.

Renforcer le cœur

La façon dont nous nous déplaçons chaque jour, dans toutes les situations, est influencée par les muscles abdominaux. En tant que centre du corps, le tronc relie le haut et le bas du corps. Notre capacité à soulever, atteindre, tordre et plier est influencée par le tronc. Tout mouvement, aussi petit soit-il, peut être soutenu par la colonne vertébrale grâce à la stabilité de l'abdomen.

Les exercices de Pilates impliquent tous les muscles du tronc, y compris les abdominaux, les hanches, les muscles du dos et les obliques. Grâce à la résistance du mur et au poids de notre corps, nous pouvons faire travailler parfaitement tous les muscles centraux, ce qui améliore l'équilibre, réduit le risque de chute et redresse la posture.

Précautions de Sécurité

Un mode de vie sain et une bonne activité physique vont de pair. Toutefois, n'oubliez pas d'être raisonnable et de savoir quand vous arrêter. L'exercice ne doit jamais être douloureux. Arrêtez l'exercice si vous ressentez une pression ou une douleur dans la poitrine ou ailleurs et consultez un médecin. Soyez attentif à tout symptôme de faiblesse, d'essoufflement ou de vertige. Surveillez votre cœur. Appelez immédiatement votre médecin si votre cœur bat trop vite ou saute un battement. Si vous êtes âgé ou si vous avez un problème de santé, consultez un médecin avant de commencer un programme d'exercices, en particulier si vous avez été inactif ou si vous souffrez d'une maladie chronique.

N'oubliez pas non plus de rester hydraté. On estime que la déshydratation chronique modérée touche un grand nombre de personnes. Huit à dix verres d'eau par jour sont recommandés pour une hydratation optimale. Faites également attention à votre alimentation. Une alimentation saine et équilibrée peut fournir à l'organisme les ressources dont il a besoin pour fonctionner correctement.

COMMENT DÉMARRER

4 conseils pour les séances d'entraînement de Pilates au mur avant de commencer.

1 Lorsque vous effectuez les exercices, n'oubliez pas de vous concentrer sur l'exécution plutôt que sur la quantité.

Positionnez correctement votre corps et suivez les conseils donnés pour chaque exercice au mur afin d'en tirer le meilleur parti.

2 Pendant les exercices de mur, les muscles du tronc sont fortement sollicités. N'oubliez pas de les utiliser pour maintenir l'équilibre et la stabilité.

3 Maintenez un alignement correct du dos lorsque vous effectuez des exercices au mur. Il est important de ne pas cambrer le dos et de le garder droit et fort. Essayez de garder vos épaules et votre cou détendus pendant les exercices au mur afin de ne pas fatiguer votre cou.

4 Comme vous l'avez peut-être entendu, la respiration est importante.

N'oubliez pas de coordonner votre respiration avec les mouvements, en inspirant avant de les exécuter et en expirant pendant qu'ils sont effectués.

VIPARITA KARANI

Niveau : Débutant

Avantages : Viparita Karani est considéré comme une posture fondamentale qui affecte l'ensemble du dos. Cette posture étire en douceur les ischio-jambiers, le bassin, les fessiers et les muscles qui soutiennent les hanches et la colonne vertébrale. Les caractéristiques de cette posture, avec les hanches et les jambes contre le mur, permettent de réduire la courbure lombaire.

Étapes :

1. Commencez par vous placer à côté du mur en lui faisant face.
2. Descendez lentement vers le sol, en gardant les épaules près du sol, les genoux toujours pliés, et détendez votre dos en vous allongeant sur le sol.
3. Levez les jambes vers le mur et déplacez lentement votre bassin contre le mur, en vous en rapprochant le plus possible. N'oubliez pas de garder les orteils droits et les bras tendus vers le sol.
4. Inspirez, expirez et restez ici.

N'oubliez pas : Essayez de garder votre poitrine, vos épaules et votre dos détendus pendant cet exercice. Maintenir cette position pendant 5 minutes par jour avant d'aller se coucher peut contribuer à améliorer la circulation dans les jambes et à les rendre plus minces et plus fines. Essayez-le pour le croire !

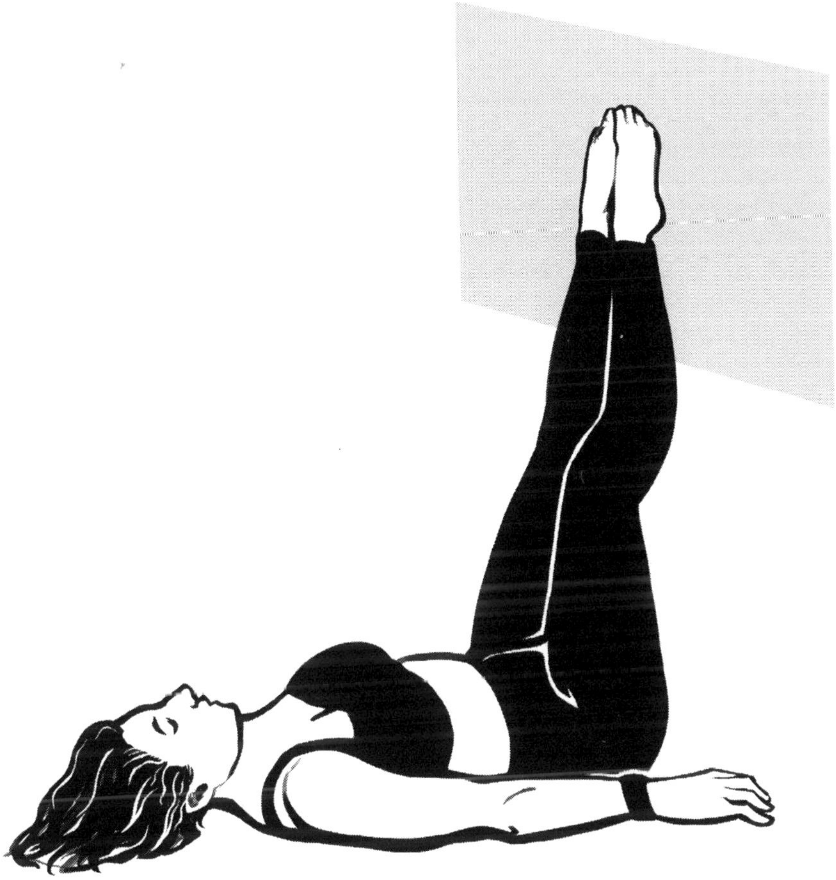

LIBELLULE

Niveau : Débutant

Avantages : La posture de la libellule est considérée comme l'une des positions de base de la méthode Pilates au mur ; c'est un excellent échauffement pour l'aine.

Étapes :

1 Commencez par la position de départ de Viparita Karani. Allongez-vous sur le tapis, le dos au sol et les jambes contre le mur.

2 Maintenant, écartez lentement les jambes sur le côté et maintenez cette position pendant 6 secondes.

3 Revenez à la position de départ.

4 Répétez l'exercice 4 fois

1

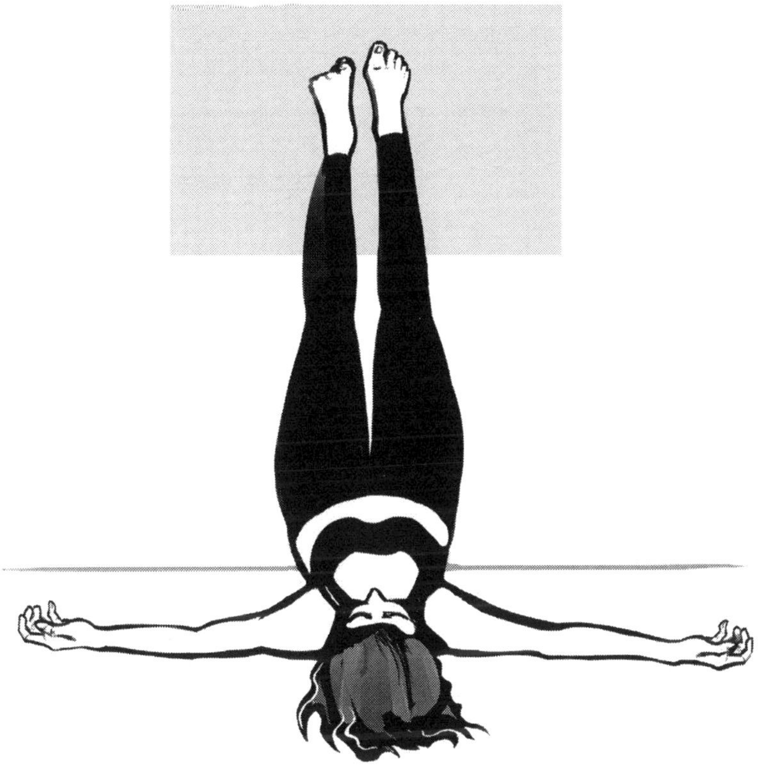

2

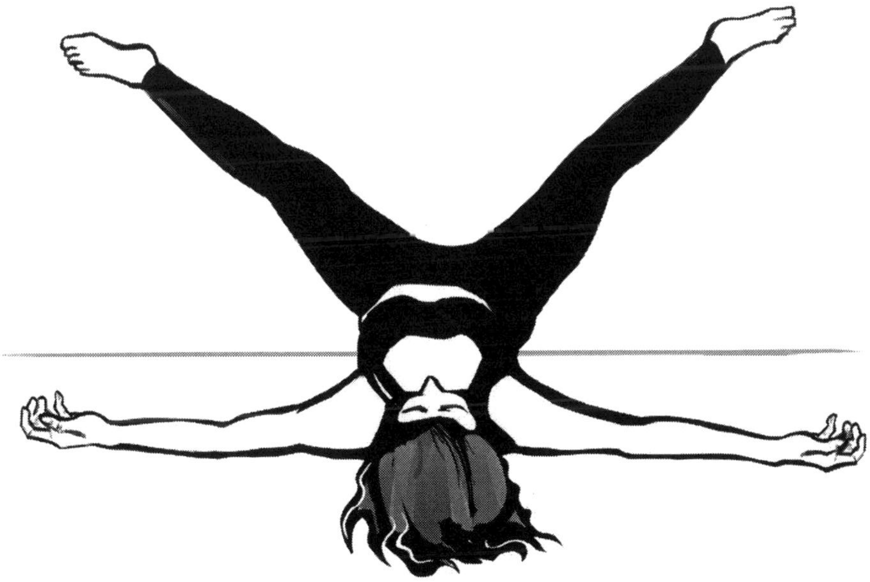

DEMI-LIBELLULE

Niveau : Débutant

Avantages : Cette posture, très similaire à la précédente, permet non seulement d'étirer l'aine et de faire travailler les fessiers, mais aussi de créer un étirement plus profond grâce à la flexion du genou.

Étapes :

1. Commencez par la position de départ Viparita Karani. Allongez-vous sur le tapis, le dos au sol et les jambes contre le mur.
2. Maintenant, écartez lentement les jambes sur le côté et maintenez la position pendant 6 secondes.
3. Ensuite, pliez votre jambe droite à 90 degrés. Maintenez la position pendant 10 secondes.
4. Revenez à la position de départ et répétez l'exercice 4 fois.
5. Inspirez, expirez et passez à l'autre jambe.

1

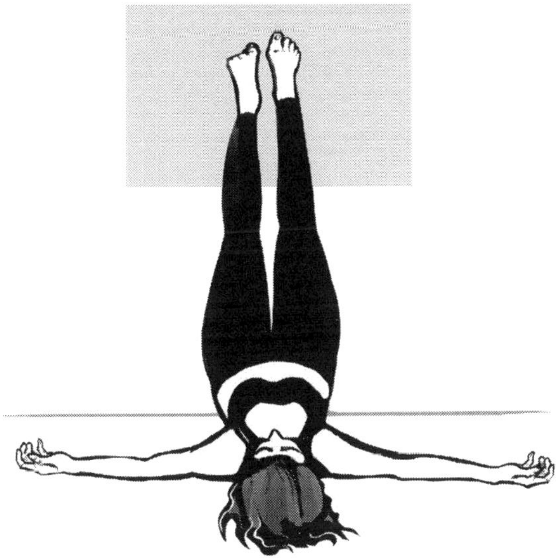

2

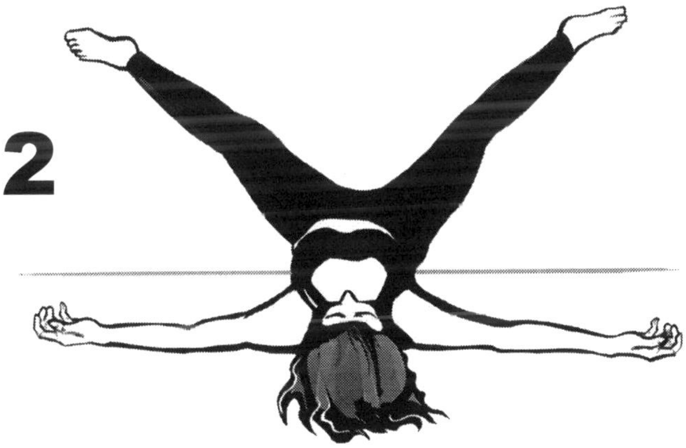

3

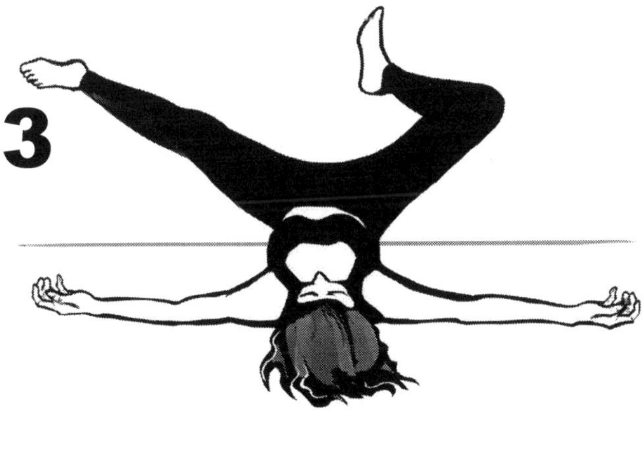

VARIATION DE VIPARITA KARANI

Niveau : Débutant

Avantages : Cette posture est parfaite pour échauffer les jambes car elle étire en douceur les ischio-jambiers, le bassin, les fessiers et les muscles qui soutiennent les hanches et la colonne vertébrale. Elle est similaire à la posture de Viparita Karani, mais met l'accent sur le mouvement lent qui étire les mollets.

Étapes :

1. Commencez par vous placer à côté du mur, en lui faisant face.
2. Descendez lentement en vous allongeant, les épaules près du sol. Gardez les genoux pliés et relâchez le dos sur le sol.
3. Levez les jambes vers le mur et déplacez lentement votre bassin vers le mur, en vous en rapprochant le plus possible.
4. Maintenant, fléchissez lentement vos orteils et redressez-les.
5. Répétez lentement l'exercice 8 fois.

2

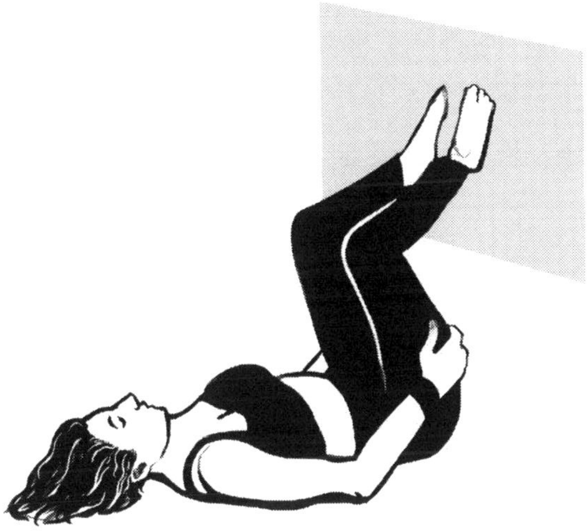

3

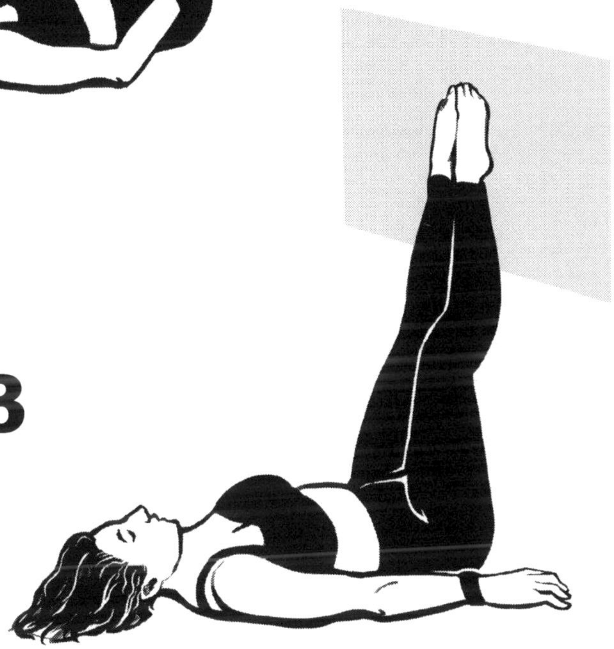

4

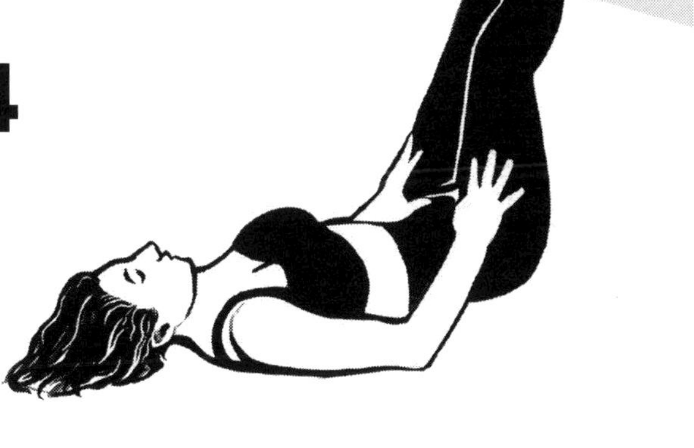

LEVÉE DE JAMBE CONTRE LE MUR

Niveau : Débutant

Avantages : Cette posture de base est considérée comme accessible et facile pour les personnes dont la souplesse ou l'équilibre sont limités et est recommandée pour les débutants. C'est l'une des postures de base utilisées pour échauffer les jambes.

Étapes :

1. Commencez par vous allonger sur le tapis ou le sol, le dos plat.
2. Placez vos pieds à plat contre le mur, les jambes pliées et le bassin près du mur. C'est la position de départ.
3. Levez la jambe gauche pendant quelques secondes, en gardant le pied fléchi ; le talon et la jambe gauches doivent être contre le mur.
4. Revenez à la position de départ et essayez de répéter l'exercice 4 fois.
5. Inspirez, expirez et passez à l'autre jambe.

2

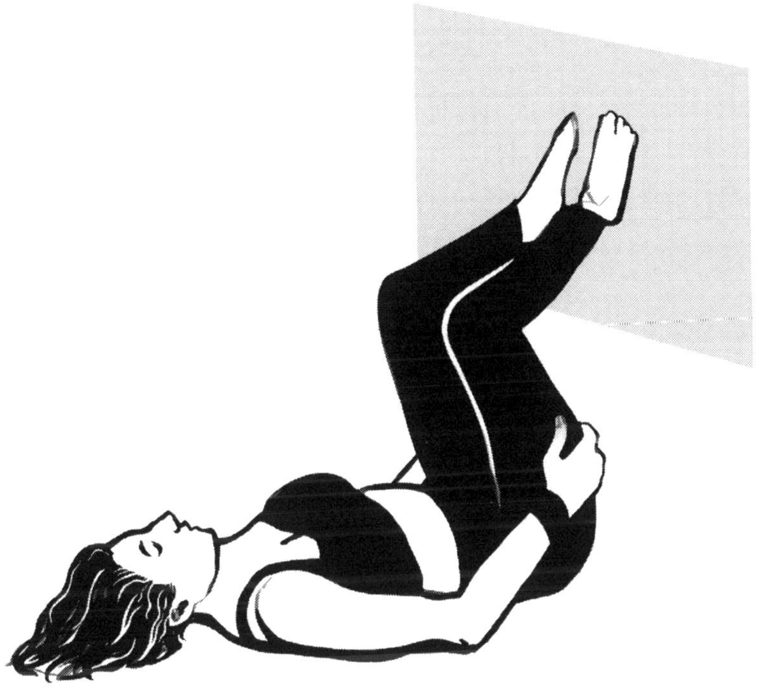

3

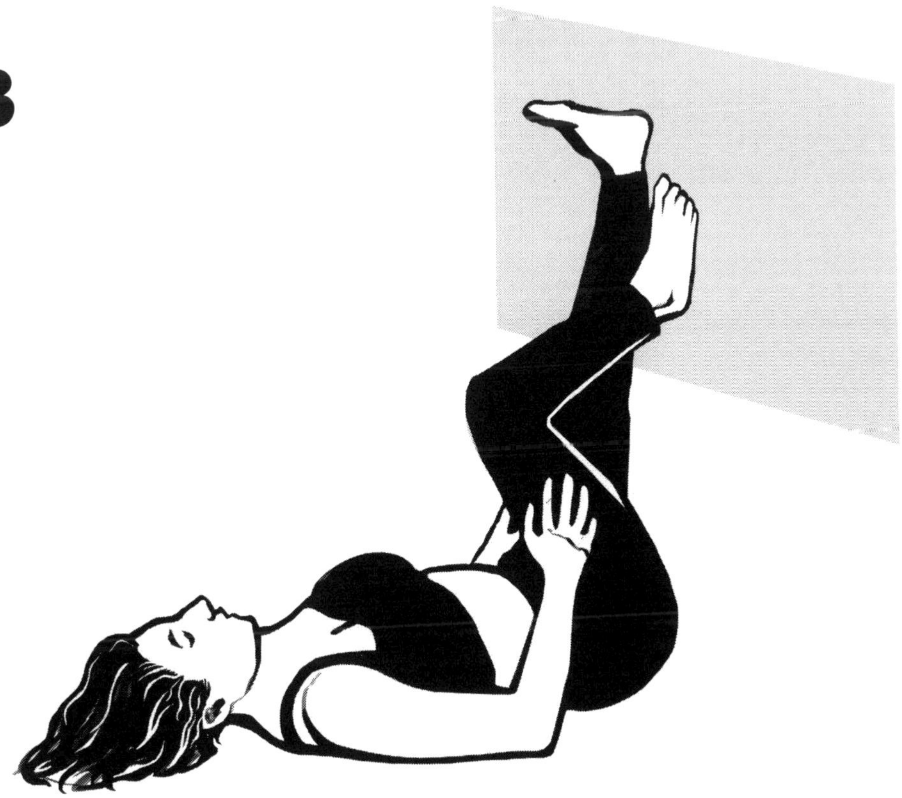

JAMBES AU MUR

Niveau : Débutant

Avantages : Cette posture de base étire doucement les ischio-jambiers et les mollets.

Étapes :

1 Commencez par vous allonger sur le tapis ou le sol, le dos plat.

2 Placez vos pieds contre le mur, les jambes pliées et le bassin près du mur. C'est la position de départ.

3 Soulevez ensuite les deux jambes pendant quelques secondes, puis revenez à la position de départ. Il s'agit d'une répétition.

4 Essayez de répéter le mouvement 8 fois.

N'oubliez pas : Bien que cet exercice soit très similaire au précèdent, il peut être exécuté de manière plus intensive si vous essayez de garder vos fessiers plus éloignés du mur. De cette façon, vos abdominaux travailleront plus intensément. Essayez de garder vos mains détendues sur votre poitrine.

2

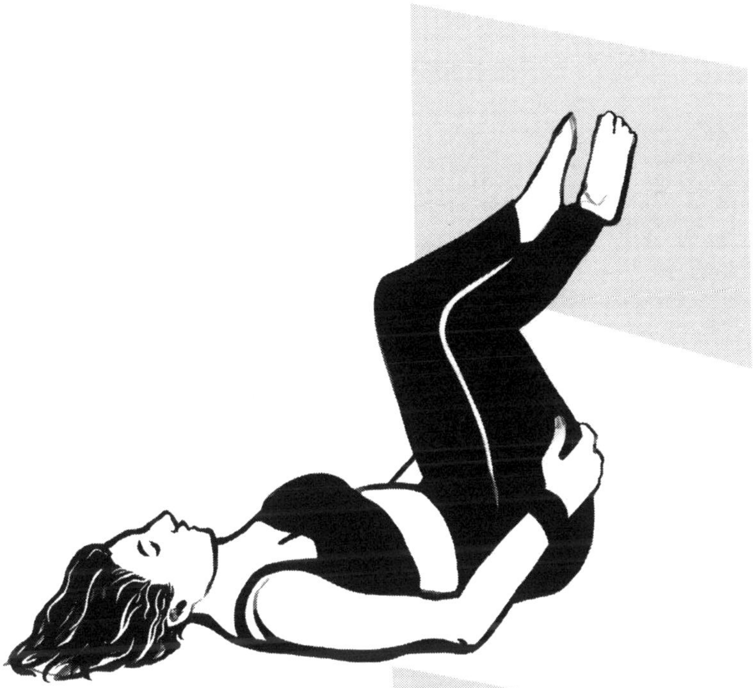

3

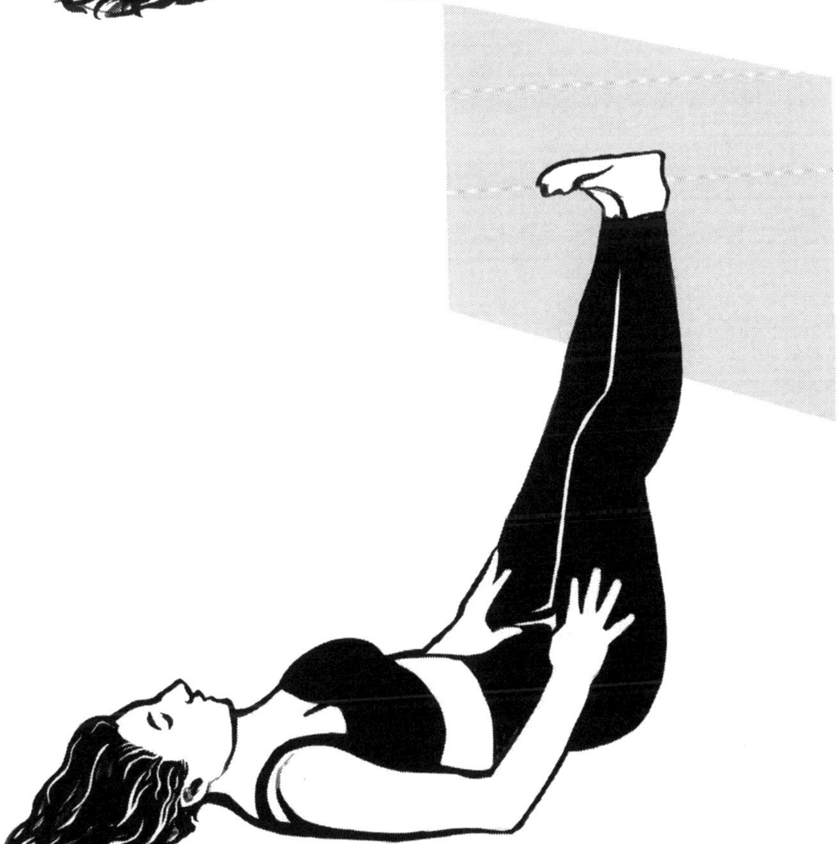

POSTURE DU PAPILLON AU MUR 1

Niveau : Débutant

Avantages : Cette position décontractée en décubitus dorsal est indiquée pour les débutants dont la souplesse est limitée et est très utile pour l'ouverture des hanches.

Étapes :

1. Commencez par la position de base de Viparita Karani, en vous allongeant sur le sol, les jambes contre le mur.
2. Les talons se touchant, abaissez les pieds et écartez les genoux sur le côté.
3. Maintenez la position pendant 5 secondes, puis revenez à la position initiale.
4. Essayez de répéter ces mouvements d'ouverture et de fermeture 8 fois.

N'oubliez pas : Pour une plus grande ouverture des hanches, essayez d'utiliser vos mains pour exercer une légère pression sur les genoux.

1

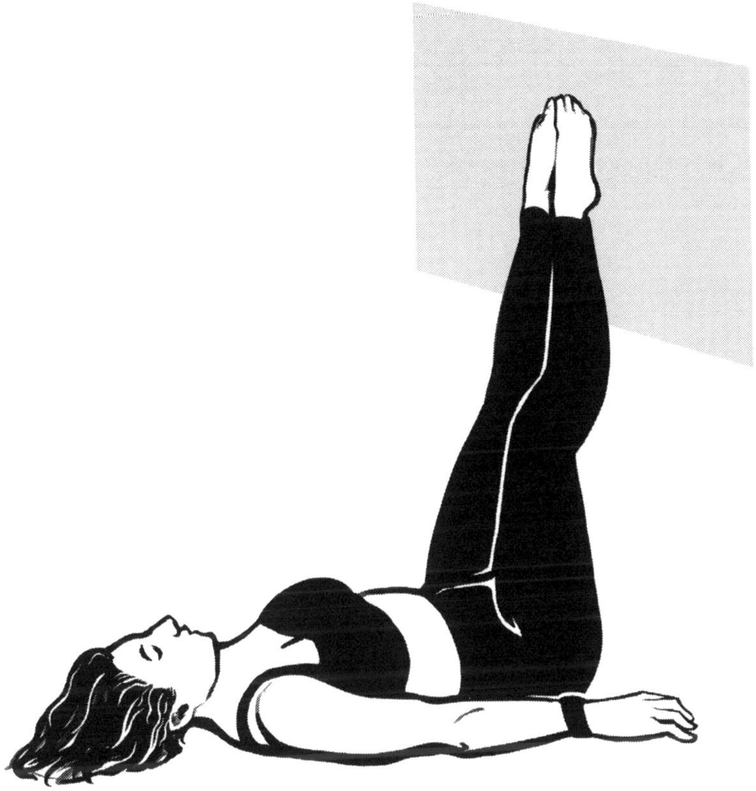

2

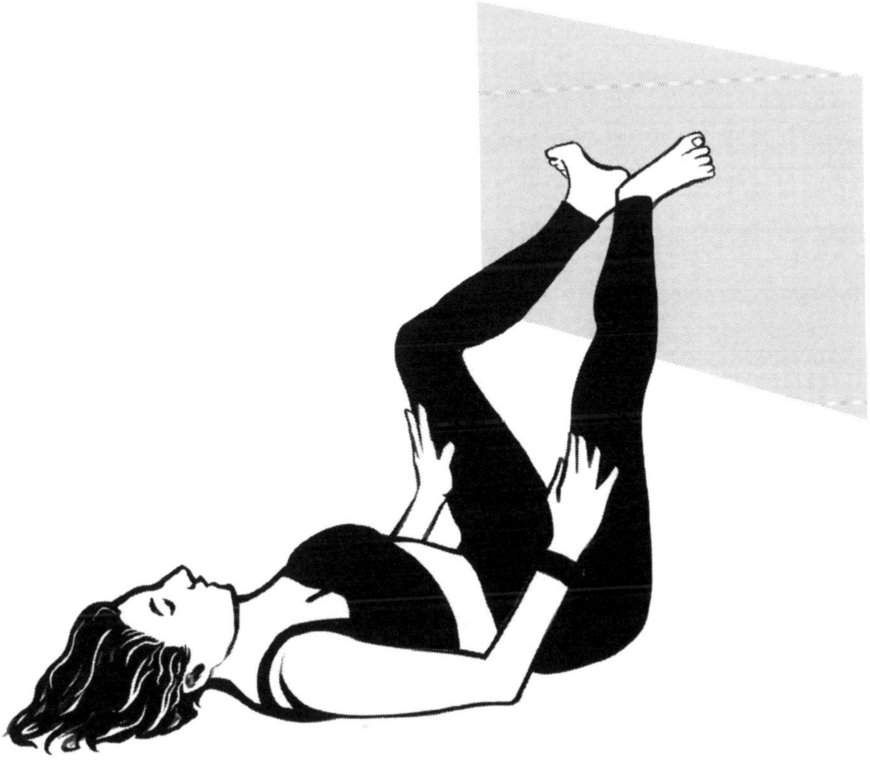

#1 POSITIONS DE BASE DU PILATES AU MUR

Maintenant que vous avez lu ces positions de base du Pilates au mur, il est temps de commencer votre première séance d'entraînement !

Cet exercice est très facile et vous aidera à vous familiariser avec le mur.

Que la séance d'entraînement commence !

Niveau : Débutant

Durée : 3-5 Minuten

Viparita Karani : maintenir la posture pendant 30 secondes

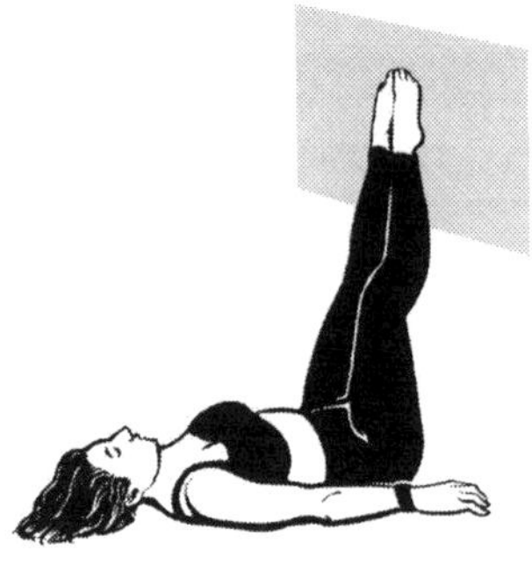

Libellule : 4 répétitions

1

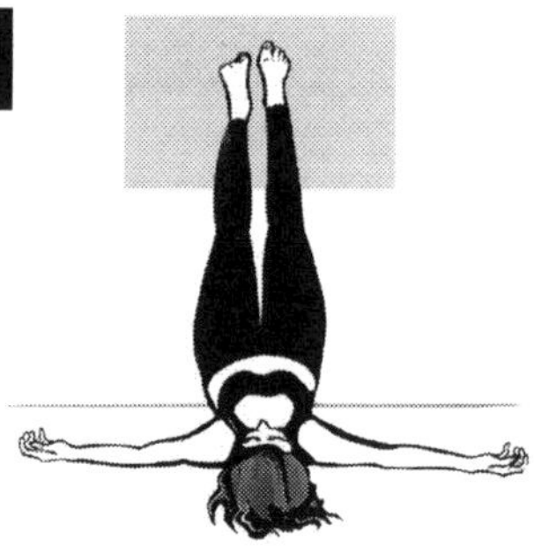

2

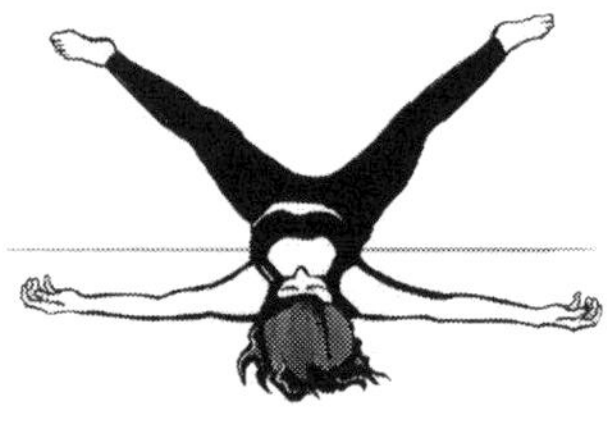

Demi-libellule : 4 répétitions pour chaque jambe

1

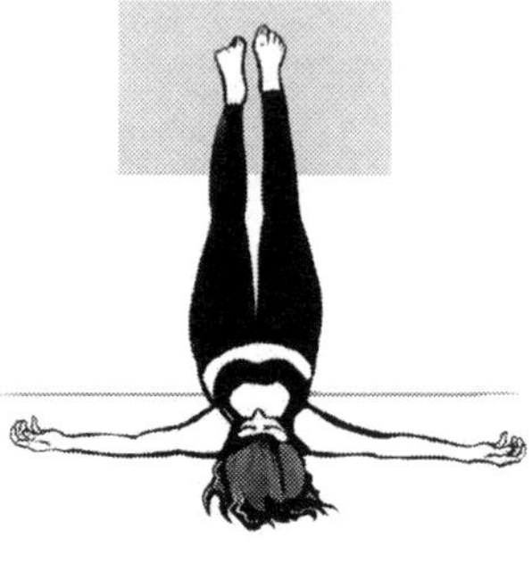

2

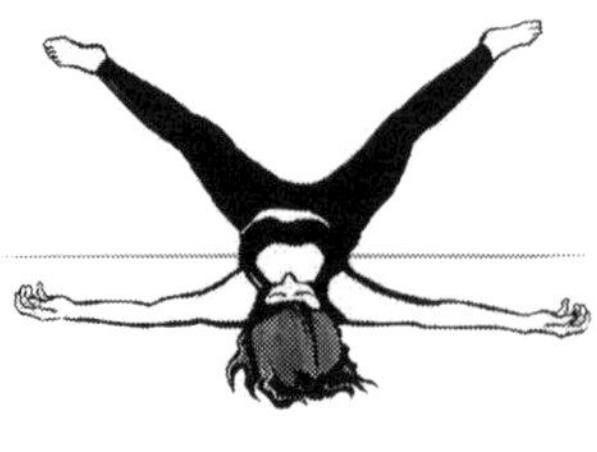

3

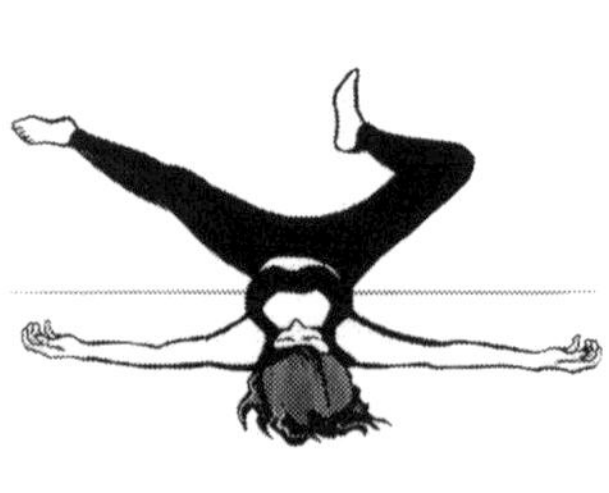

Variation de Viparita Karani : 8 répétitions

1

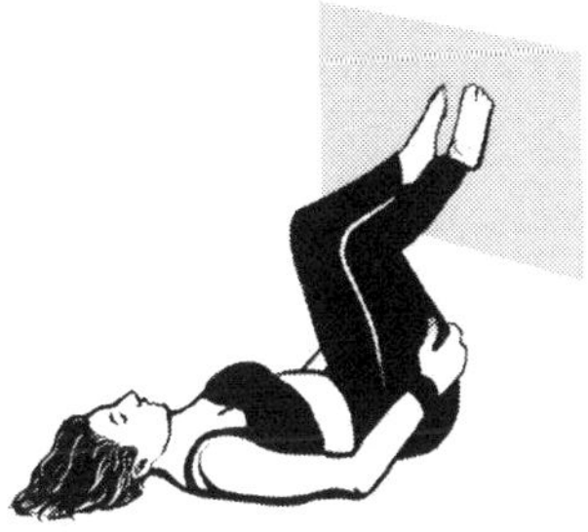

2

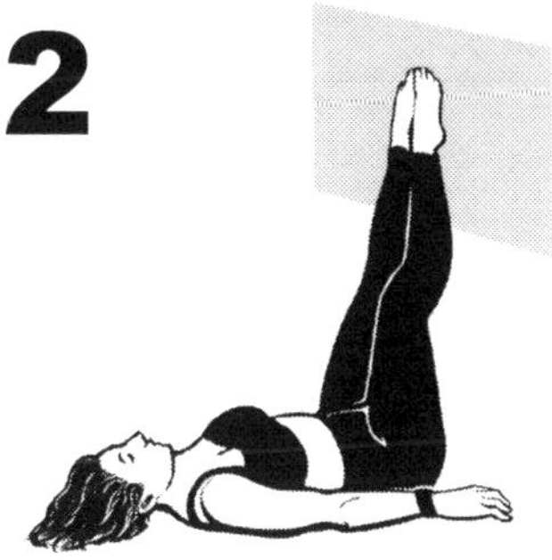

3

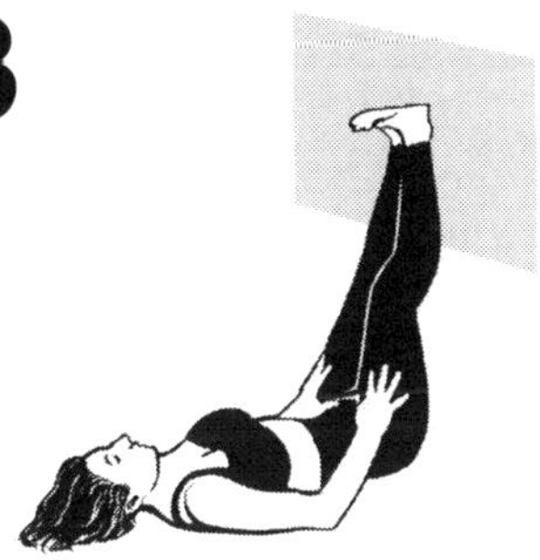

Levée de jambe contre le mur : 4 répétitions pour chaque jambe

1

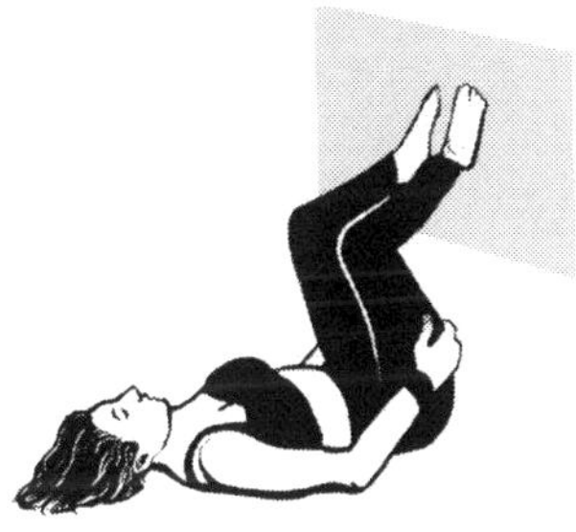

2

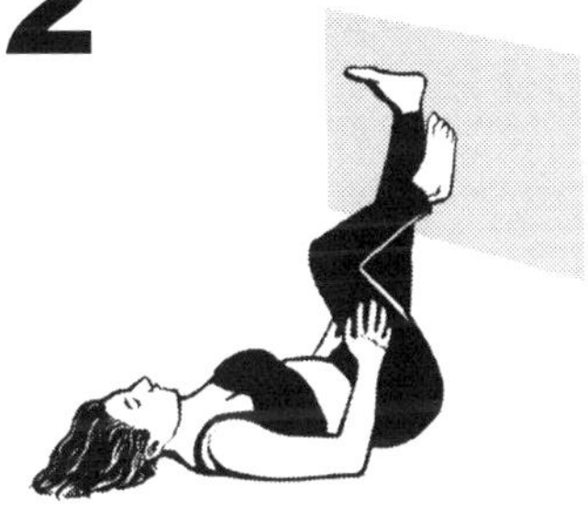

Jambes au mur : 8 répétitions

1

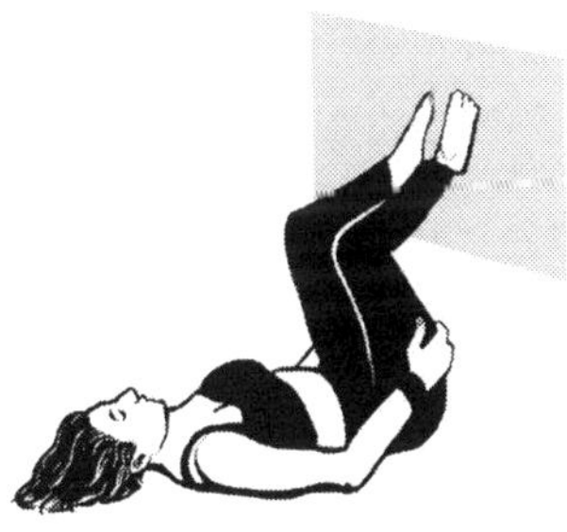

2

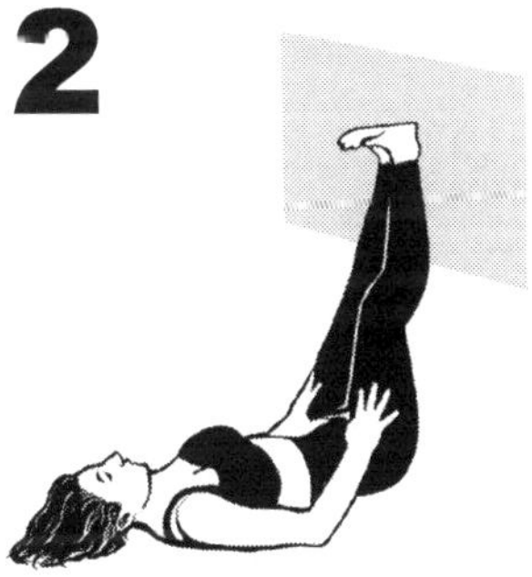

Posture du papillon au mur 1 : 8 répétitions

1

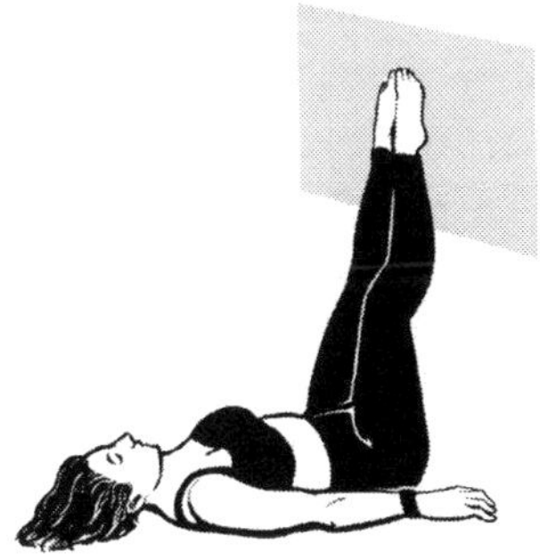

2

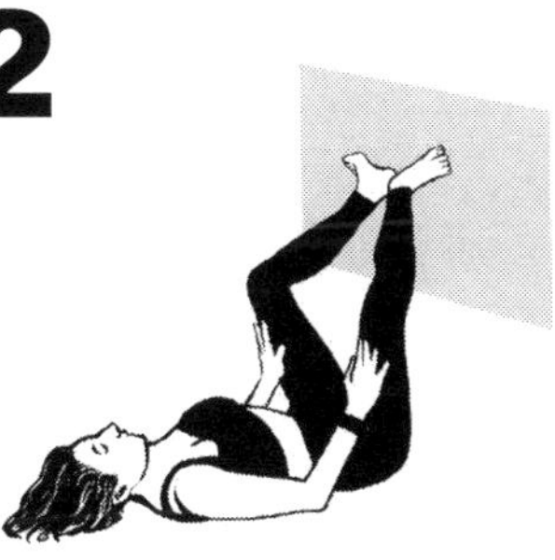

Viparita Karani : maintenir la position pendant 15 secondes

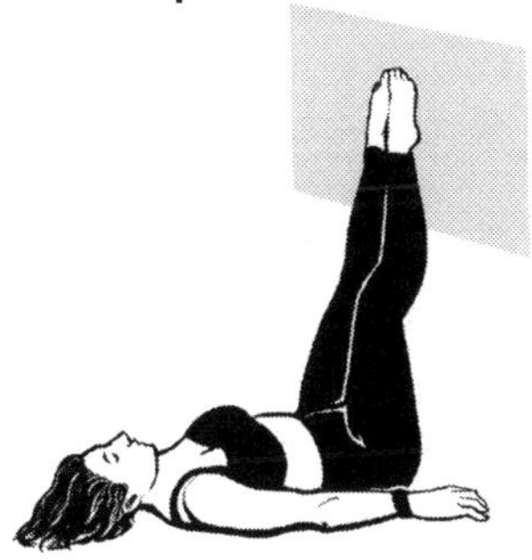

POSTURE DE L'AIGUILLE AU MUR 1

Niveau : Débutant

Avantages : La position de l'aiguille au mur est considérée comme accessible et facile pour les personnes dont la souplesse ou l'équilibre sont limités.

Étapes :

1. Commencez par la position de base de Viparita Karani, en vous allongeant sur le sol, les jambes appuyées contre le mur.
2. En gardant la jambe droite contre le mur, croisez lentement la jambe gauche, en amenant le pied gauche par-dessus le genou droit.
3. Essayez maintenant d'ouvrir la hanche gauche en appuyant doucement sur le genou gauche avec la main gauche.
4. Essayez de répéter ce mouvement 4 fois, puis passez à l'autre jambe.

N'oubliez pas : Essayez de ne pas forcer sur votre cou et de garder votre tête et le haut de votre corps détendus. Pour faciliter cet exercice, vous pouvez éloigner légèrement vos hanches du mur.

1

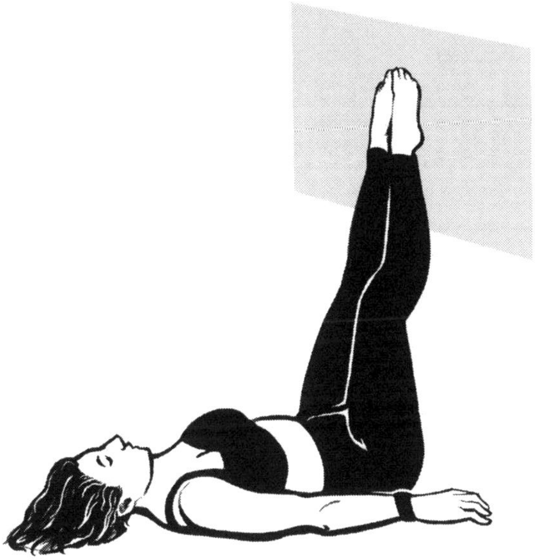

2

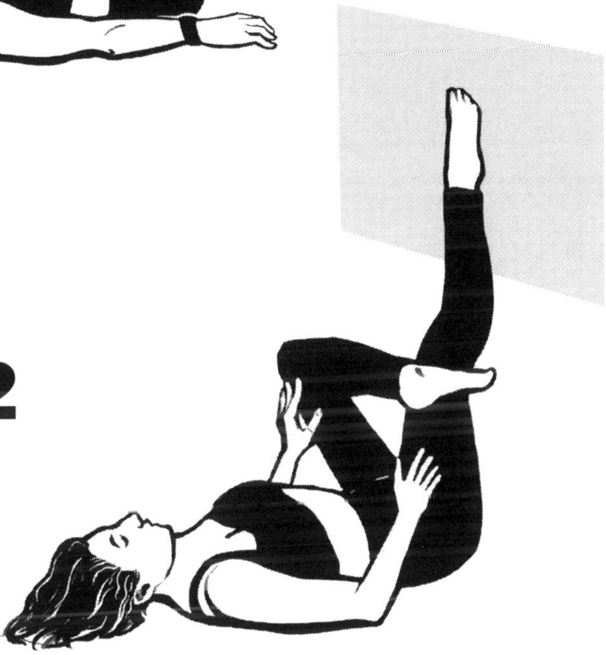

3

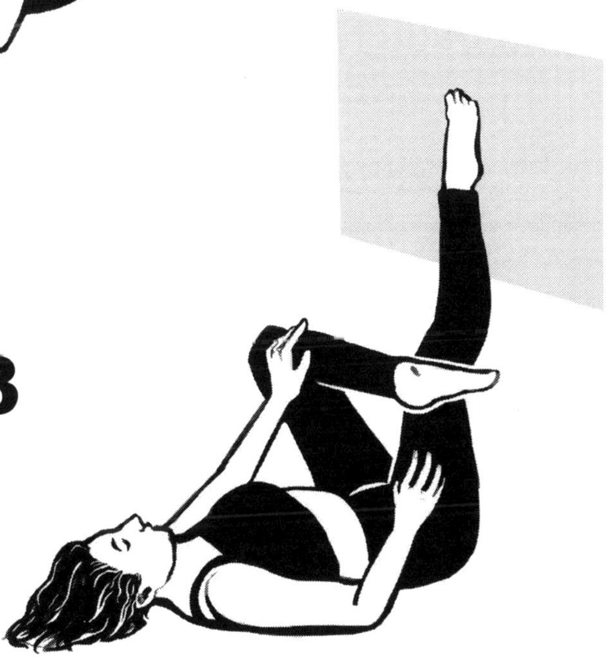

POSTURE DE L'AIGUILLE AU MUR 2

Niveau : Débutant à intermédiaire

Avantages : Cet exercice est très similaire à la posture précédente, mais il comporte une variante qui fait travailler davantage les fessiers et les ischio-jambiers.

Étapes :

1. Commencez par la position de base de Viparita Karani, en vous allongeant sur le sol, les jambes contre le mur.
2. En gardant la jambe droite contre le mur, croisez lentement la jambe gauche en amenant le pied gauche par-dessus le genou droit.
3. Abaissez lentement le pied droit, pliez la jambe droite à 90 degrés et soulevez le bassin avec les fessiers, en utilisant les deux bras pour vous pousser et vous équilibrer.
4. Inspirez, expirez et maintenez la position pendant 5 secondes en gardant le tronc bien engagé.
5. Revenez à la position de départ en abaissant les fessiers vers le sol.
6. Essayez de répéter ce mouvement 4 fois, puis passez à l'autre jambe

N'oubliez pas : Lorsque vous soulevez vos hanches du sol, veillez à garder le dos droit.

1

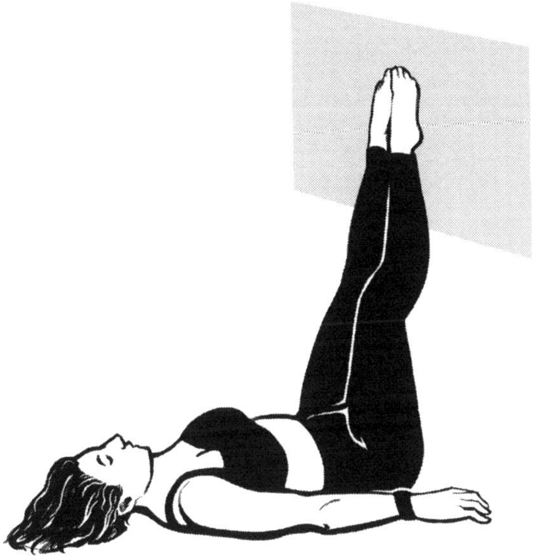

2

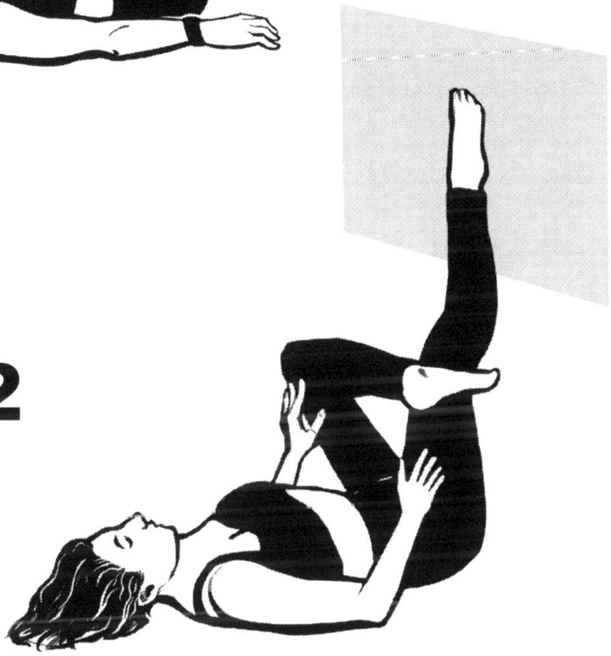

3

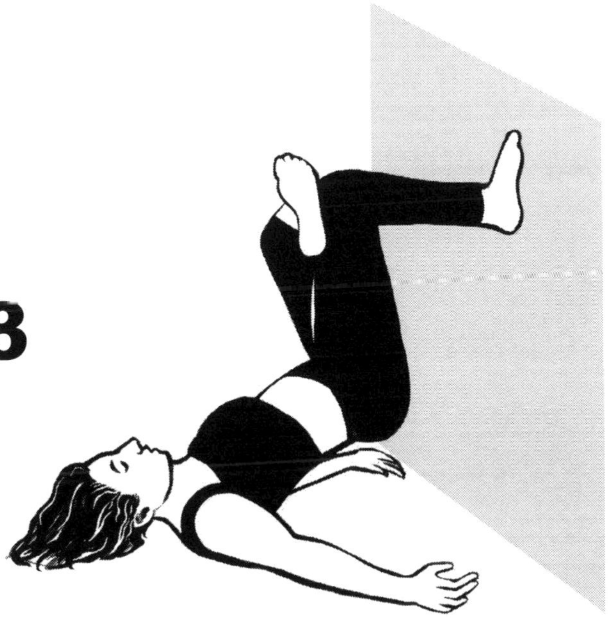

POSTURE DU PIGEON RENVERSÉ AU MUR

Niveau : Débutant à intermédiaire

Avantages : La posture du pigeon renversé au mur étire non seulement les fléchisseurs de la hanche, mais aussi les mollets, les ischio-jambiers et surtout le grand fessier. Cette posture augmente la souplesse des hanches et aligne le haut du corps, permettant à la respiration et à l'esprit de se détendre.

Étapes :

1 Commencez par la position de l'aiguille au mur, en vous allongeant sur le sol et en appuyant les jambes contre le mur.

2 En gardant la jambe droite contre le mur, croisez-la lentement avec la jambe gauche, en amenant le pied gauche par-dessus votre genou droit.

3 Maintenant, avec vos mains, saisissez votre genou droit et ramenez-le lentement vers votre poitrine, en gardant votre jambe droite fléchie. Ce faisant, fléchissez votre pied pour étirer le muscle du mollet.

4 Inspirez, expirez et maintenez cette position pendant 5 secondes.

5 Revenez à la position de départ et essayez de répéter ce mouvement 4 fois, puis passez à l'autre jambe.

Curiosité : La posture du pigeon renversé est idéal pour les coureurs et les nageurs qui souhaitent se rafraîchir après une séance d'entraînement intense.

1

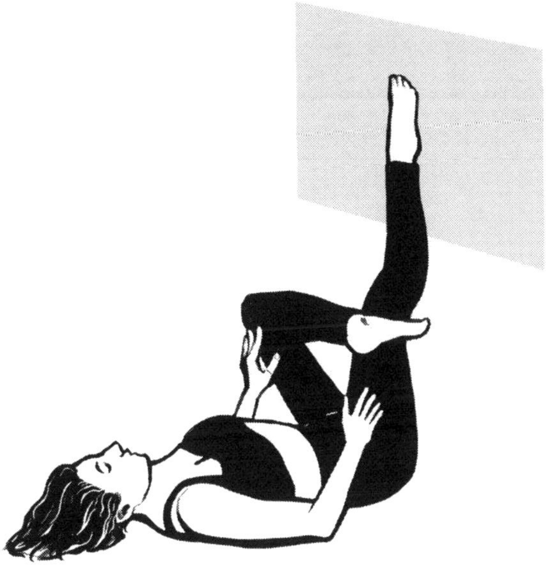

2

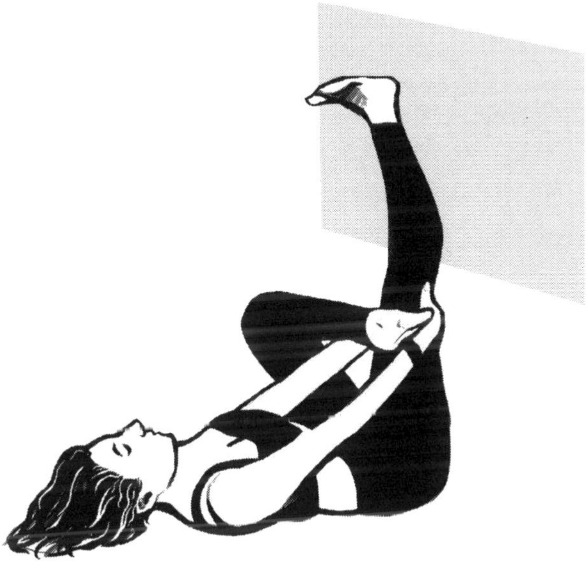

3

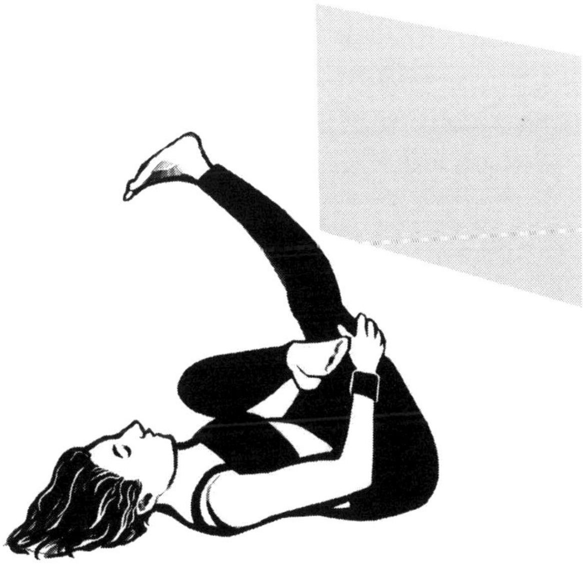

EXTENSION LATÉRALE DES JAMBES

Niveau : Débutant

Avantages : Cet exercice simple est très utile pour réchauffer ou rafraîchir l'intérieur des jambes.

Étapes :

1 Commencez par vous allonger sur le tapis ou le sol, le dos plat.

2 Placez vos pieds à plat contre le mur, les jambes formant un angle de 90 degrés. C'est la position de départ.

3 Levez la jambe droite vers le haut et maintenez cette position pendant 5 secondes.

4 Maintenant, en gardant l'équilibre avec vos bras, étendez lentement votre jambe droite sur le côté et, après quelques secondes, ramenez-la en position.

5 Essayez de faire 8 ouvertures latérales, puis changez de jambe.

2

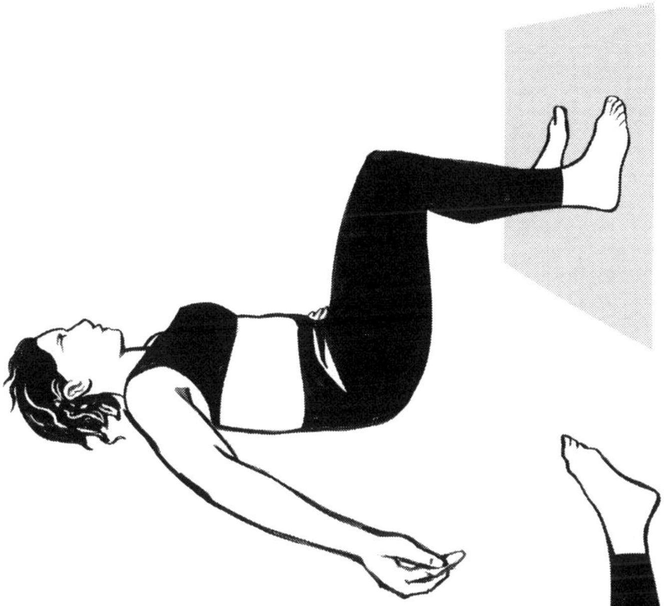

3

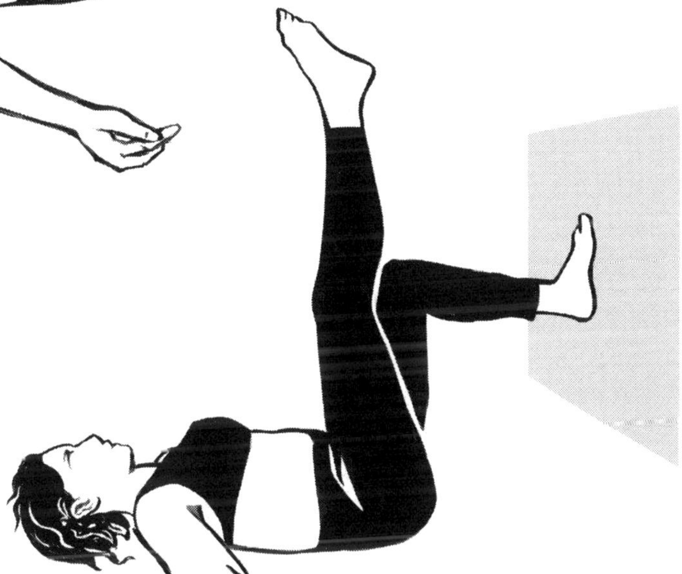

4

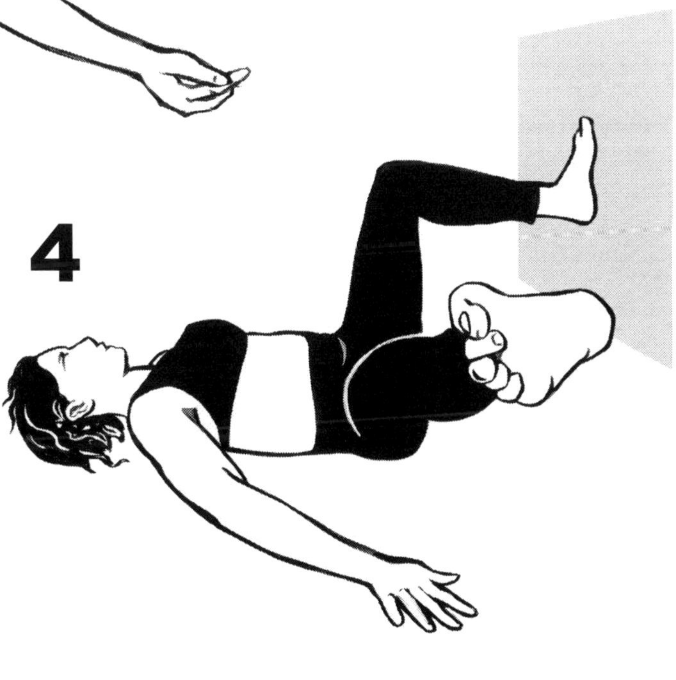

EXTENSION DES JAMBES 1

Niveau : Débutant

Avantages : Cet séquence de mouvements améliore la force des jambes et la stabilité abdominale.

Étapes :

1 Commencez par la position de départ Viparita Karani, en vous allongeant sur le sol, les jambes contre le mur.

2 Les bras au sol, étendez votre jambe gauche et ramenez-la vers votre poitrine, en gardant les orteils droits.

3 Ramener la jambe gauche à la position de départ.

4 Essayez de répéter ce mouvement 6 fois, puis passez à l'autre jambe.

N'oubliez pas : Lorsque vous effectuez cet exercice, gardez votre équilibre en appuyant les mains sur le sol. Essayez de ne pas forcer sur votre cou et gardez la tête et le haut du corps détendus.

1

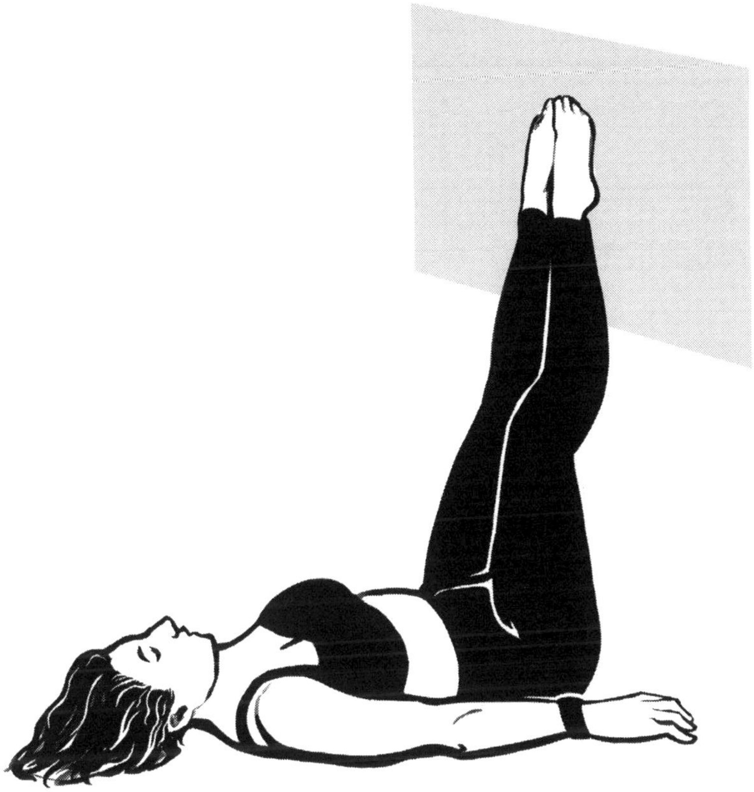

2

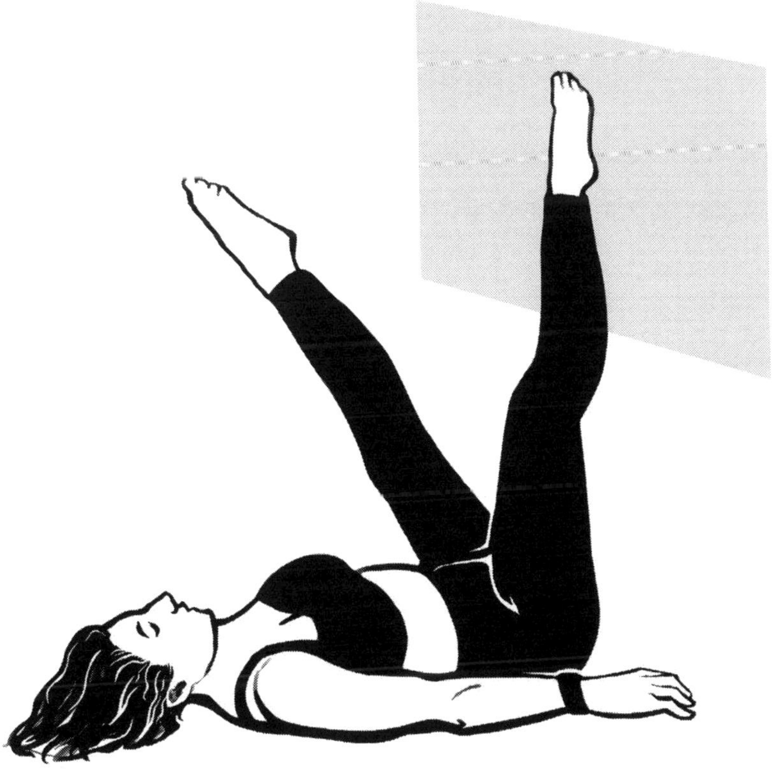

EXTENSION DES JAMBES 2

Niveau : Débutant

Avantages : Cette séquence de mouvements améliore la force des jambes et la stabilité abdominale avec une flexion des mollets.

Étapes :

1. Commencez par la position de départ Viparita Karani, en vous allongeant sur le sol, les jambes contre le mur.
2. Les bras au sol, tendez la jambe gauche et ramenez-la vers votre poitrine, tout en gardant les orteils droits.
3. Pliez la pointe du pied gauche, puis étendez-la.
4. Ramener la jambe gauche à la position de départ.
5. Répétez l'exercice 6 fois, puis passez à l'autre jambe.

N'oubliez pas : Lorsque vous effectuez cet exercice, pliez lentement le pied pour mieux faire travailler les muscles du mollet. En outre, cet exercice peut contribuer à améliorer la circulation dans les jambes et à les rendre plus fines.

1

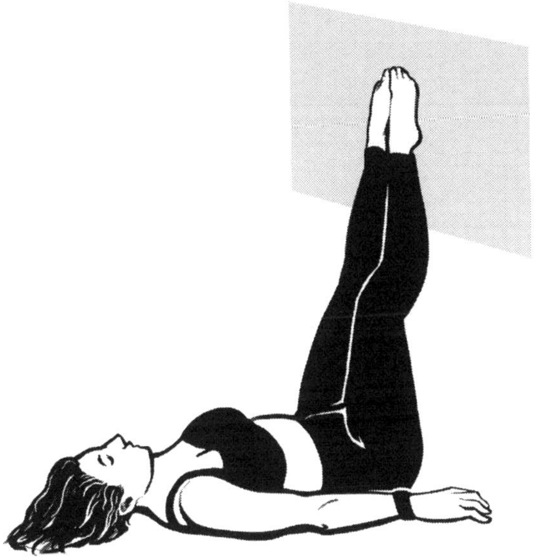

2

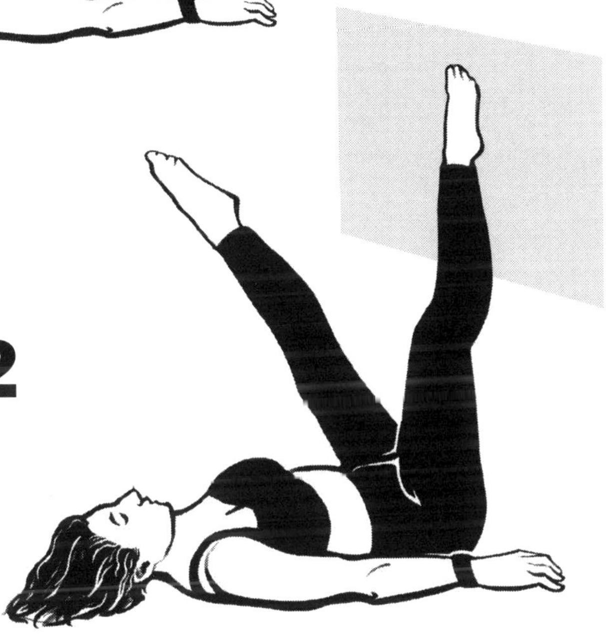

3

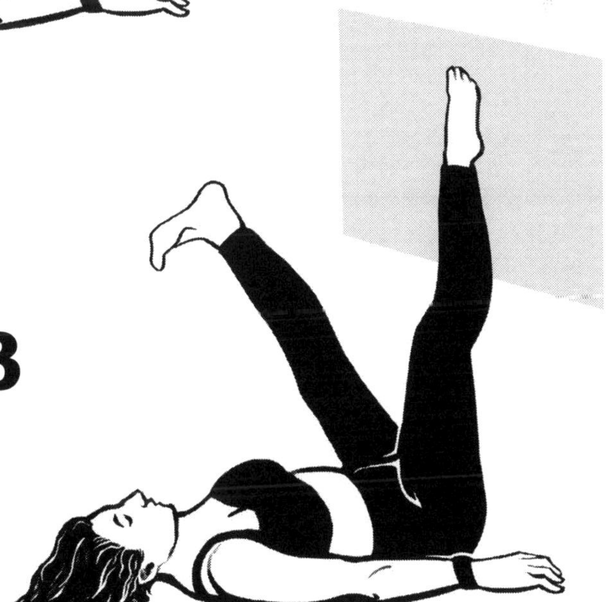

POSTURE DU PAPILLON AU MUR 2

Niveau : Débutant

Avantages : Cette position décontractée en décubitus dorsal étire profondément les parties internes des muscles des jambes, comme l'aine, et est indiquée pour les débutants dont la souplesse est limitée.

Étapes :

1 Commencez par la position de base de Viparita Karani, en vous allongeant sur le sol, les jambes appuyées contre le mur.

2 Tout en gardant les talons joints, utilisez vos mains pour rapprocher les pieds de la zone pelvienne afin d'étirer davantage les fessiers, les hanches et l'aine. Maintenez cette position pendant 10 secondes.

3 Revenez à la position de départ et essayez de répéter cet étirement 4 fois.

N'oubliez pas : Essayez de ne pas forcer sur le cou, gardez la tête et le haut du corps détendus.

1

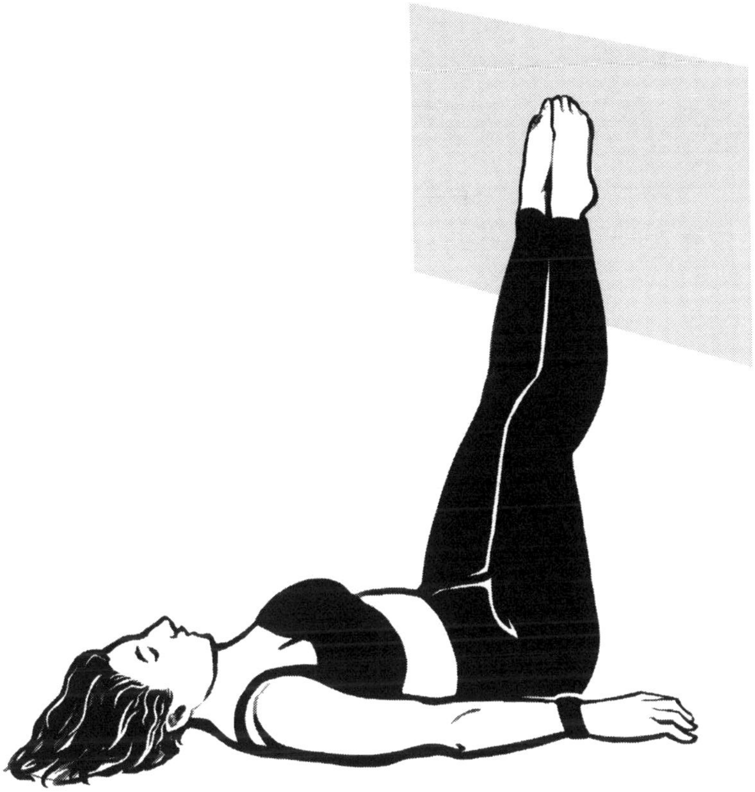

2

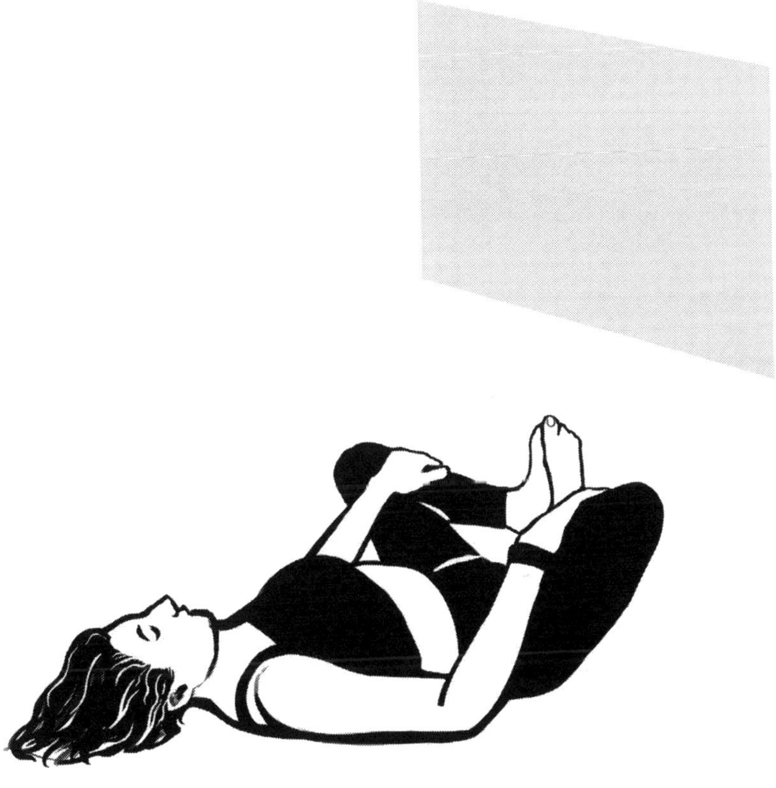

#2 ENTRAÎNEMENT POUR DES JAMBES SUPER MINCES

Cette séance d'entraînement se concentre spécifiquement sur les jambes. Les mouvements que vous effectuerez seront utiles pour drainer l'excès de liquide et pour renforcer et allonger les muscles des jambes.

L'entraînement se termine par un étirement en profondeur.

Amusez-vous bien avec cette séance d'entraînement !

Niveau : Débutant à intermédiaire

Durée : 10 Minutes

Variation de Viparita Karani : 8 répétitions

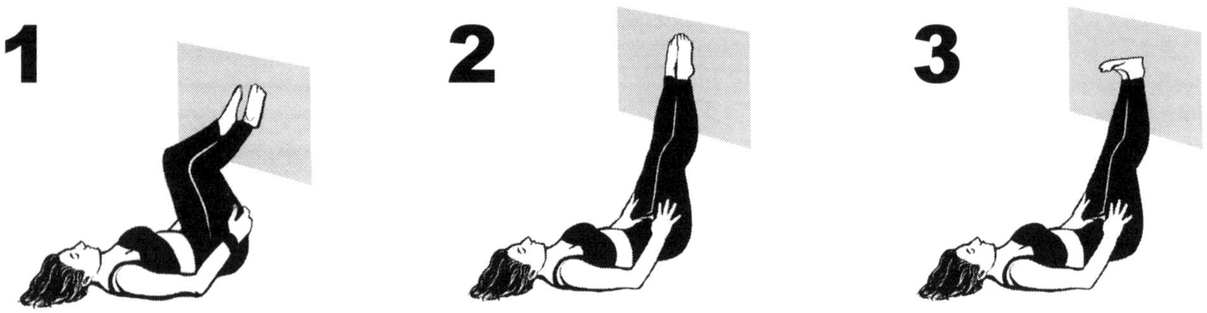

Posture de l'aiguille au mur 1 : 4 répétitions pour chaque jambe

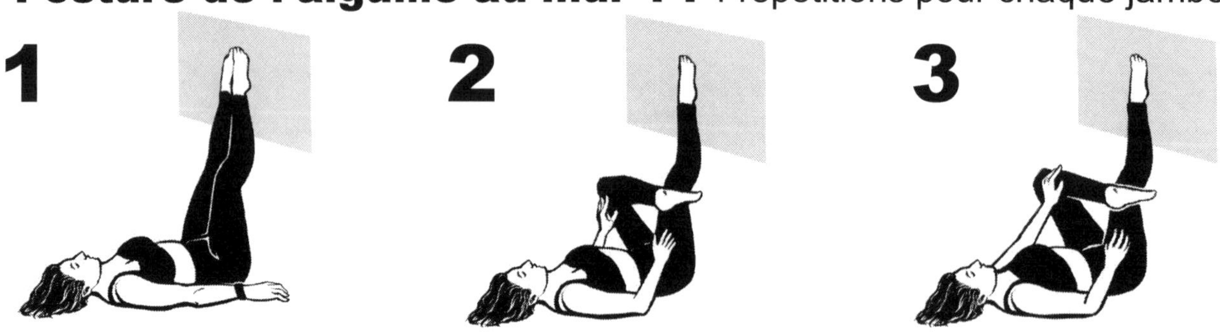

Posture de l'aiguille au mur 2 : 4 répétitions pour chaque jambe

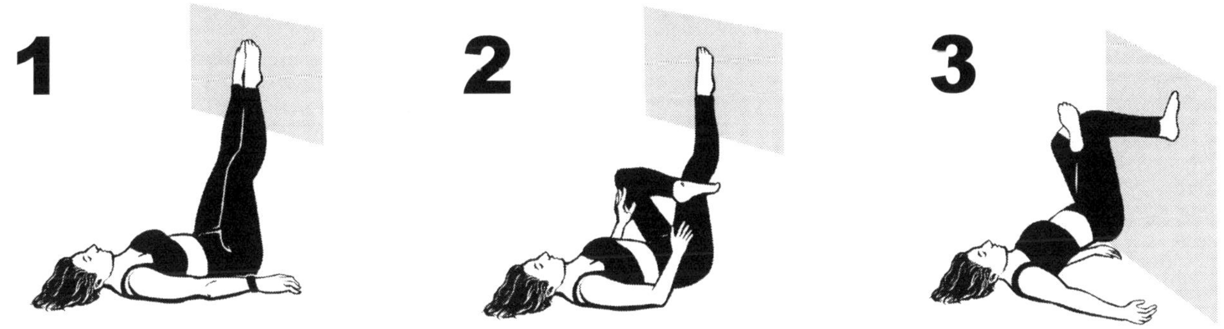

Posture du pigeon renversé au mur : 4 répétitions pour chaque jambe

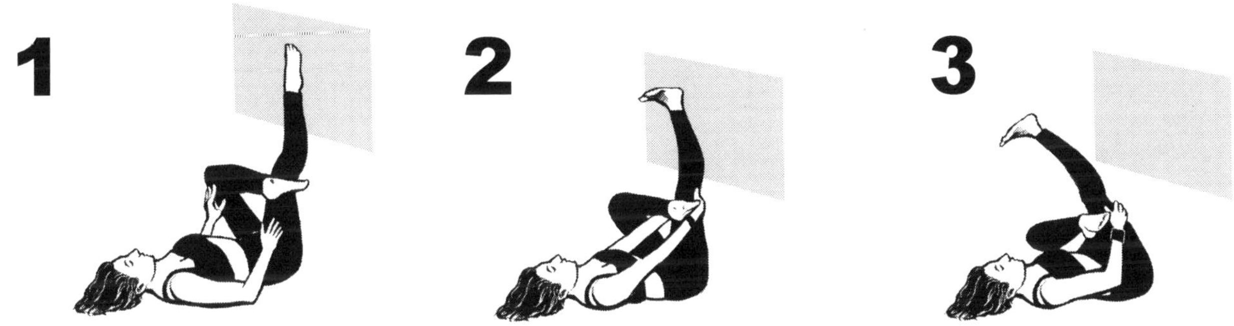

Extension latérale des jambes : 8 répétitions pour chaque jambe

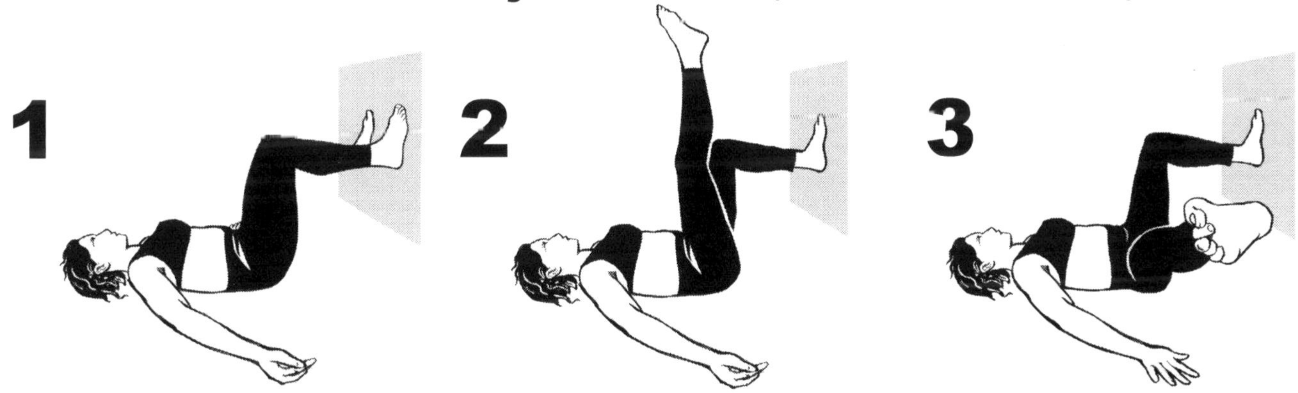

Extension des jambes 1 : 6 répétitions pour chaque jambe

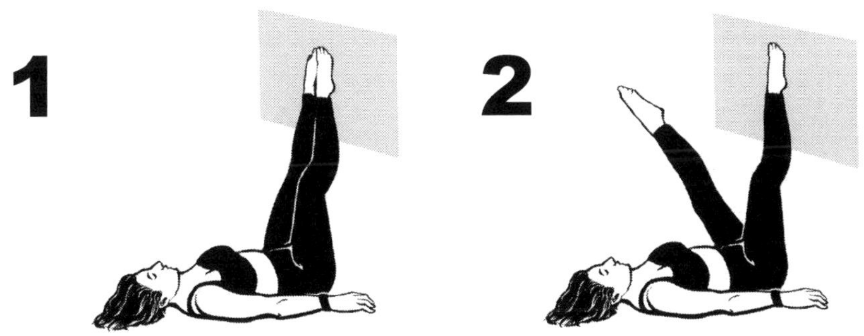

Extension des jambes 2 : 6 répétitions pour chaque jambe

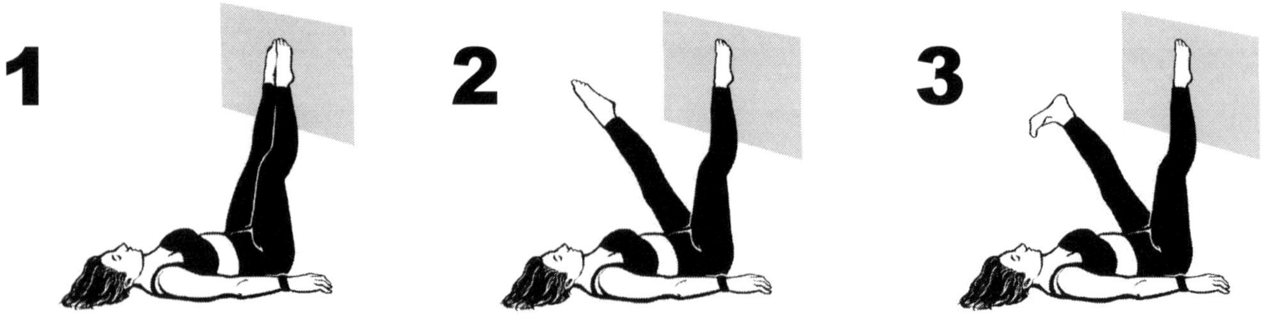

Posture du papillon au mur 2 : 4 répétitions

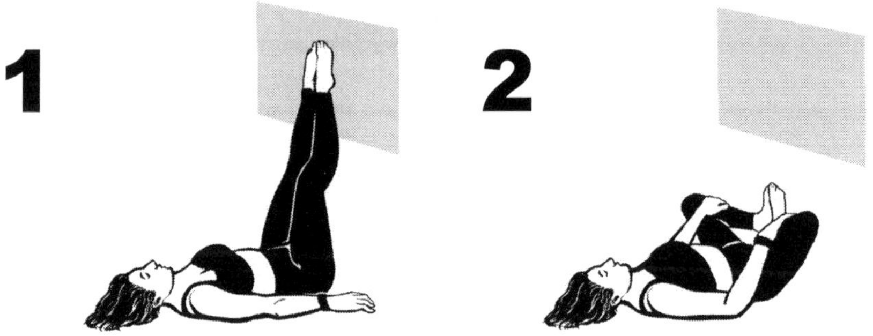

HIP THRUST AU MUR 1

Niveau : Débutant à intermédiaire

Avantages : Cet exercice de niveau débutant à intermédiaire améliore l'équilibre et renforce les abdominaux et les fessiers.

Étapes :

1. Commencez par vous allonger sur le tapis ou le sol, le dos plat.
2. Placez vos pieds à plat contre le mur, les jambes pliées et le bassin près du mur. C'est la position de départ.
3. Les pieds appuyés contre le mur et les mains fermement posées sur le sol, engagez votre tronc et utilisez vos fessiers pour soulever votre bassin vers le haut.
4. Maintenez cette position pendant 5 secondes, puis revenez au sol.
5. Répétez lentement le mouvement 6 fois.

N'oubliez pas : la respiration est importante. Inspirez lorsque vous soulevez votre bassin et expirez lorsque vous le ramenez au sol. N'oubliez pas de garder le dos droit lorsque vous soulevez le bassin et essayez de ne pas forcer sur le cou pendant l'exercice.

2

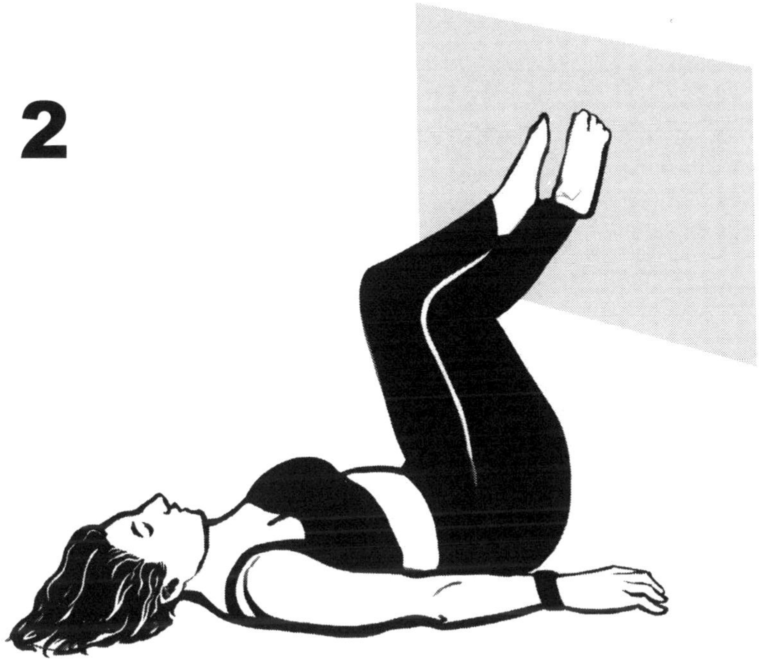

3

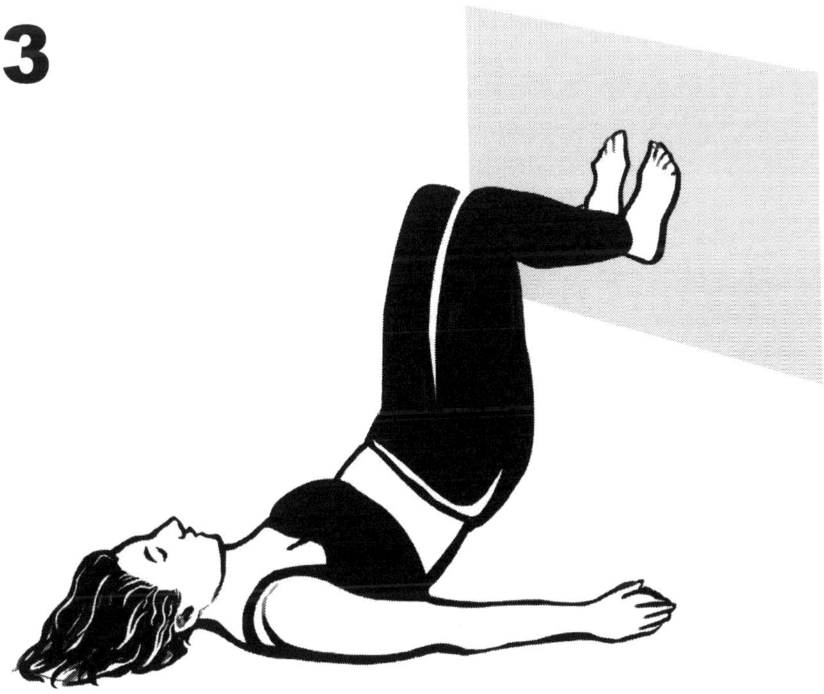

HIP THRUST AU MUR 2

Niveau : Intermédiaire

Avantages : Cet exercice de niveau intermédiaire améliore l'équilibre et renforce les abdominaux et les fessiers, ainsi que les bras et les épaules.

Étapes :

1. Commencez par vous allonger sur le tapis ou le sol, le dos plat.
2. Placez vos pieds à plat contre le mur, les jambes pliées et le bassin près du mur. C'est la position de départ.
3. Les pieds appuyés contre le mur et les mains fermement posées sur le sol, engagez votre tronc et utilisez vos fessiers pour soulever le bassin vers le haut.
4. Maintenant, éloignez votre jambe droite du mur et tendez-la vers le haut.
5. Maintenez cette position pendant 5 secondes, puis ramenez votre jambe droite contre le mur.
6. Essayez de répéter l'exercice 5 fois, puis changez de côté.

N'oubliez pas : Effectuez cet exercice lentement en vous servant des mains pour garder l'équilibre.

2

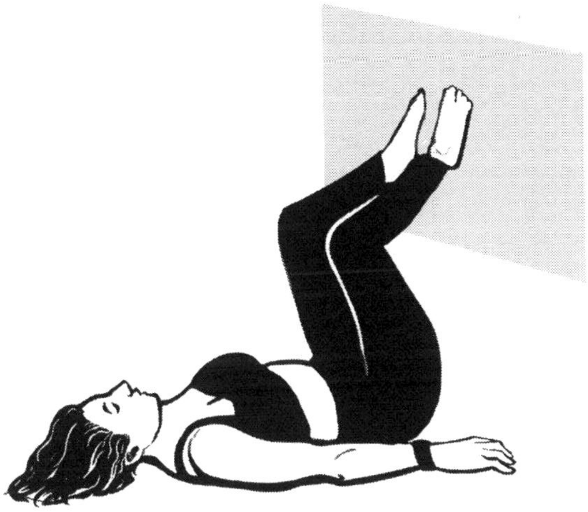

3

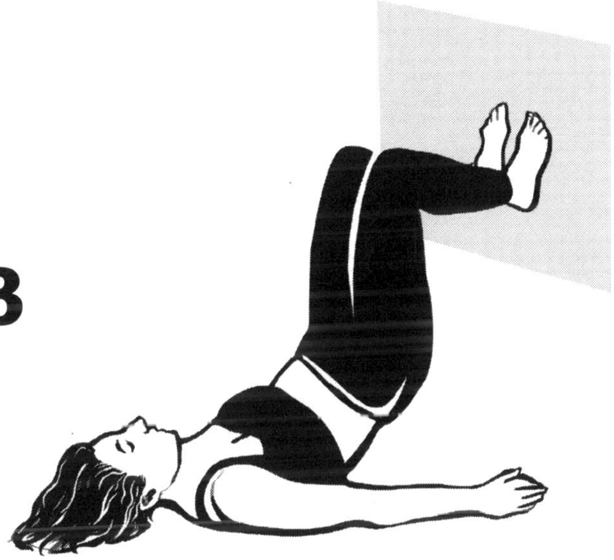

4

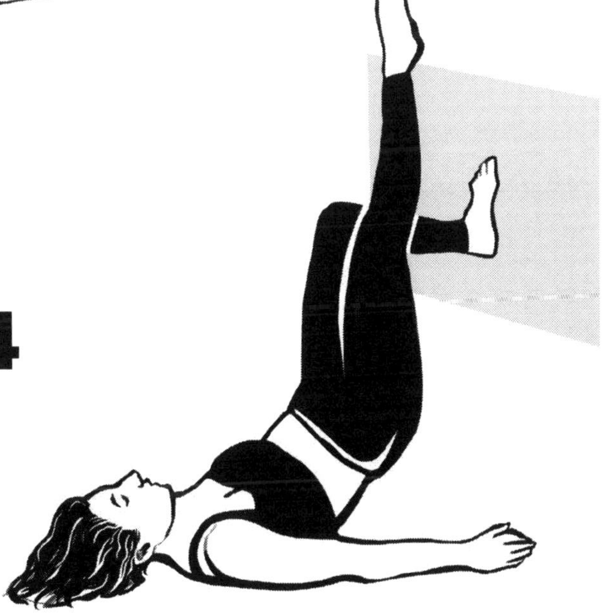

CERCLES DE JAMBES 1

Niveau : Débutant

Avantages : Cette séquence de mouvements améliore la stabilité abdominale.

Étapes :

1. Commencez par la posture Viparita Karani, en vous allongeant sur le sol, les jambes appuyées contre le mur.
2. Imaginez que vous dessinez un cercle avec votre jambe droite dans le sens des aiguilles d'une montre, puis dans le sens inverse.
3. Faites 8 tours dans le sens des aiguilles d'une montre et 8 tours dans le sens inverse des aiguilles d'une montre pour chaque jambe.

1

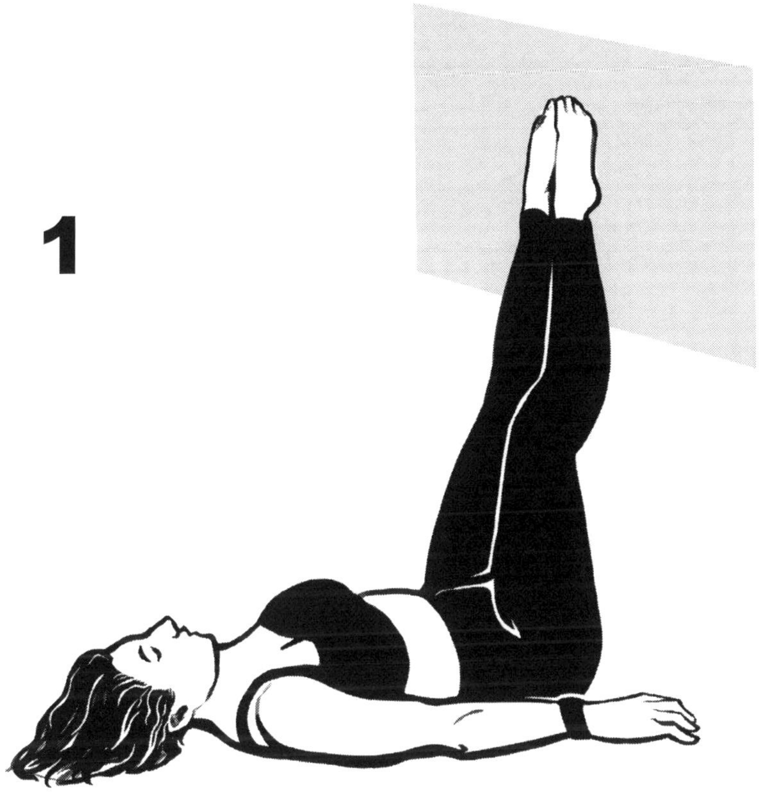

2

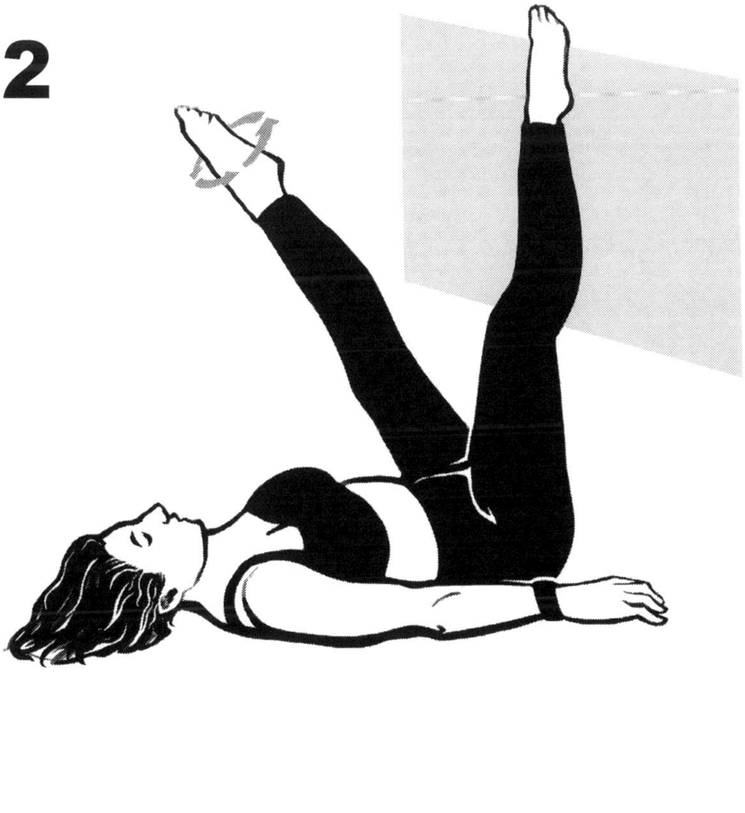

HIP THRUST AU MUR 3

Niveau : Intermédiaire

Avantages : Cet exercice de niveau intermédiaire améliore l'équilibre et renforce les abdominaux et les fessiers.

Étapes :

1. Commencez par vous allonger sur le tapis ou le sol, le dos plat.
2. Placez vos pieds à plat contre le mur, les jambes pliées et le bassin près du mur. C'est la position de départ.
3. Les pieds appuyés contre le mur et les mains fermement posées sur le sol, engagez le tronc et utilisez vos fessiers pour soulever le bassin vers le haut.
4. En utilisant les muscles du mollet, poussez vos pieds droits contre le mur pour en détacher les talons.
5. Répétez ce mouvement 10 fois, puis abaissez votre bassin jusqu'au sol.

2

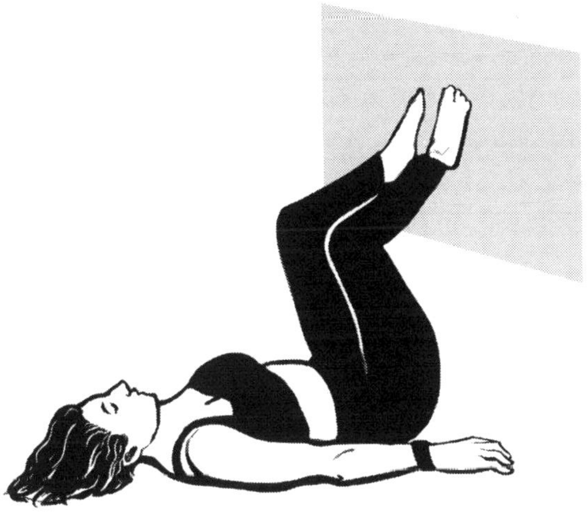

3

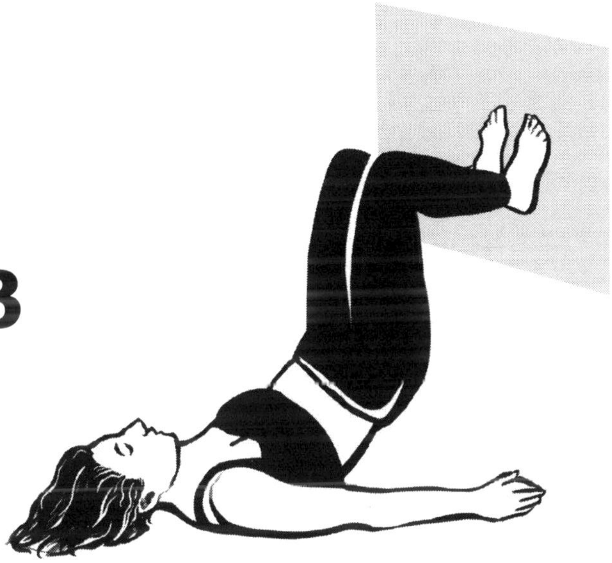

4

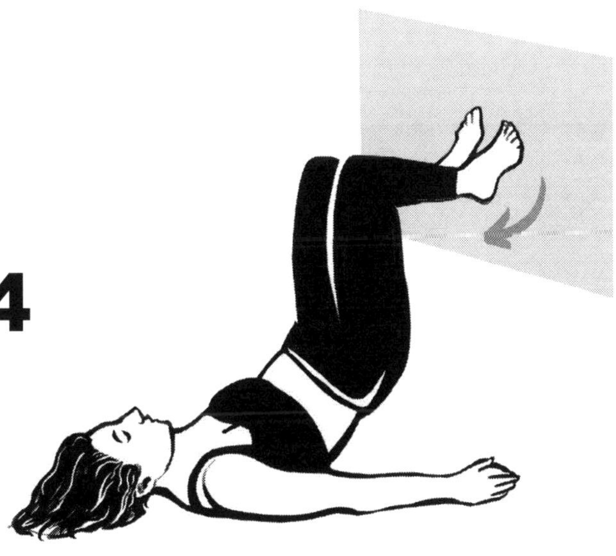

HIP THRUST AU MUR 4

Niveau : Intermédiaire

Avantages : Cet exercice de niveau intermédiaire améliore l'équilibre et renforce les abdominaux et les fessiers, ainsi que les bras et les épaules.

Étapes :

1. Commencez par vous allonger sur le tapis ou le sol, le dos plat.
2. Placez vos pieds à plat sur le mur, les jambes fléchies et le bassin près du mur. C'est la position de départ.
3. Les pieds appuyés contre le mur et les mains fermement posées sur le sol, engagez le tronc et utilisez vos fessiers pour soulever le bassin vers le haut.
4. Maintenant, étendez lentement votre jambe droite vers l'arrière, en gardant le dos droit.
5. Ramenez votre pied droit contre le mur.
6. Répétez ce mouvement 8 fois, en changeant de jambe et en abaissant votre bassin vers le sol pour terminer l'exercice.

N'oubliez pas : Utilisez votre jambe contre le mur et vos mains pour vous équilibrer pendant l'exercice.

2

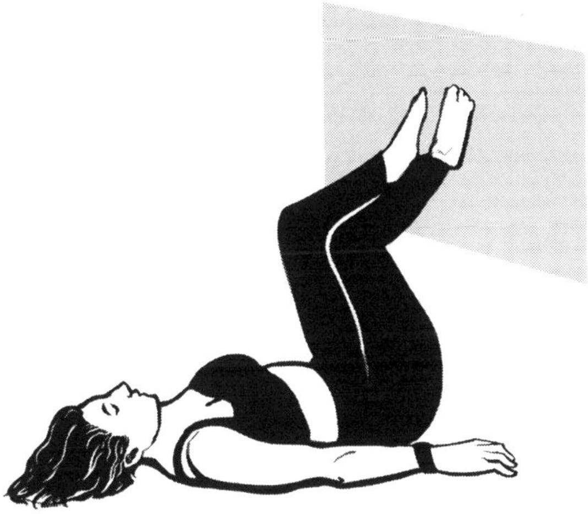

3

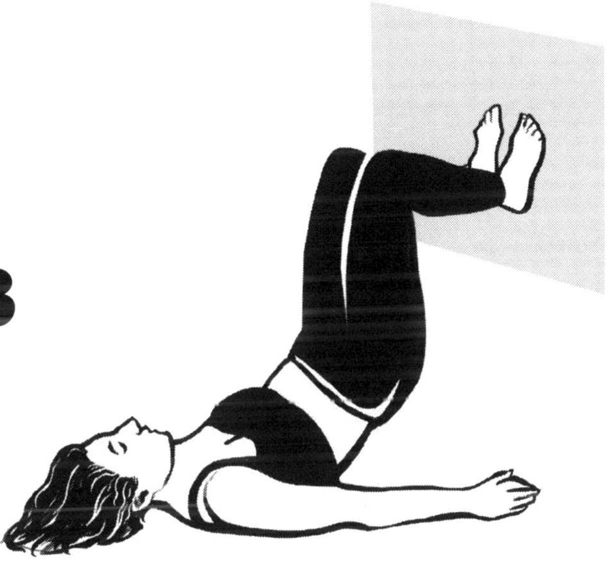

4

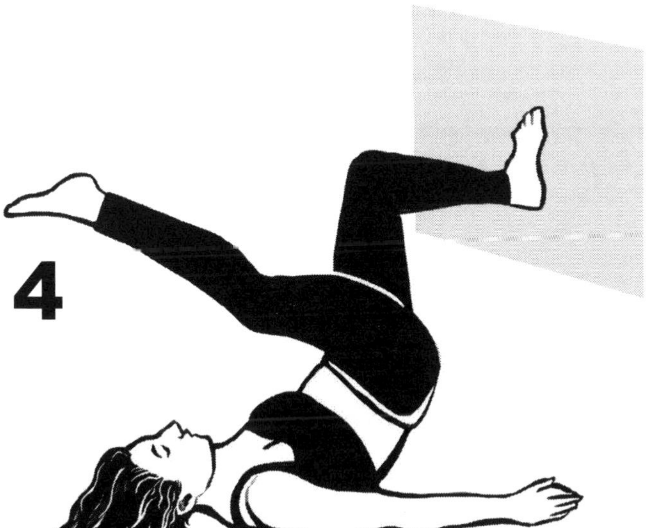

POSTURE DU PAPILLON AU MUR 3

Niveau : Intermédiaire

Avantages : Cette position est très utile pour étirer les hanches et faire travailler les fessiers.

Étapes :

1. Commencez par vous allonger sur le tapis ou le sol, le dos plat.
2. Placez vos pieds à plat sur le mur, les jambes fléchies et le bassin près du mur. C'est la position de départ.
3. Les pieds appuyés contre le mur et les mains fermement posées sur le sol, engagez le tronc et utilisez vos fessiers pour soulever le bassin vers le haut.
4. Maintenez cette position pendant 5 secondes, puis rapprochez vos pieds et tendez les genoux latéralement.
5. Rapprochez vos genoux et répétez lentement ce mouvement d'ouverture 8 fois, puis abaissez votre bassin vers le sol pour terminer l'exercice.

2

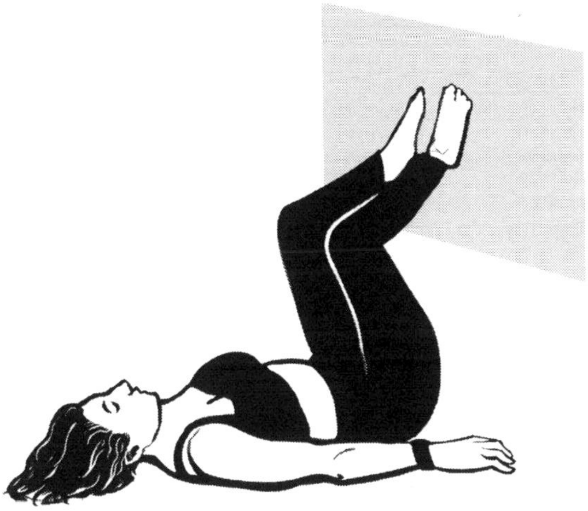

3

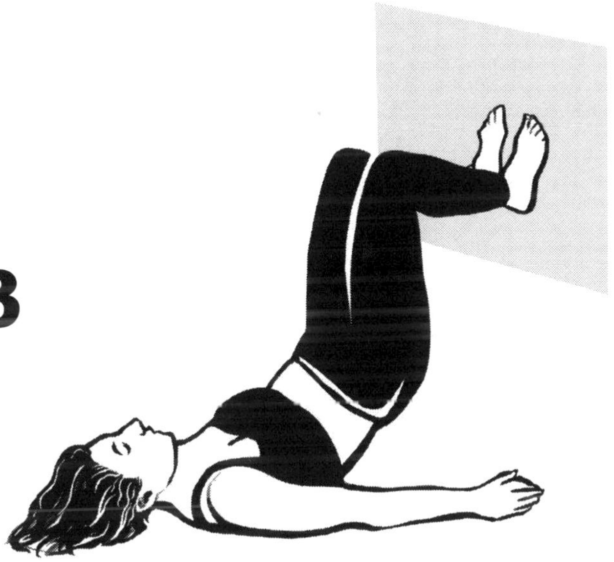

4

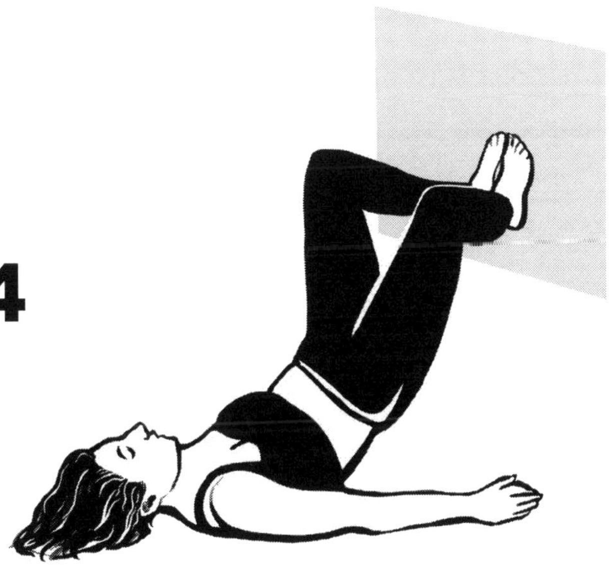

FLEXION AVANT DEBOUT

Niveau : Débutant

Avantages : Cet exercice permet d'étirer l'ensemble des muscles du dos et des jambes. Il est utilisé comme exercice de récupération.

Étapes :

1 Se tenir debout, le dos et les fessiers fermement appuyés contre le mur.

2 Se pencher en avant et amener les deux mains vers les pieds, en essayant de descendre lentement. Gardez les jambes droites et la tête détendue.

3 Maintenez la position d'étirement pendant 10 secondes.

4 Inspirez et expirez en revenant à la position de départ.

N'oubliez pas : si vous ne pouvez pas toucher vos pieds ou le sol avec vos mains et que vous avez des difficultés à faire cet exercice, essayez de plier légèrement vos jambes et vous vous sentirez plus à l'aise.

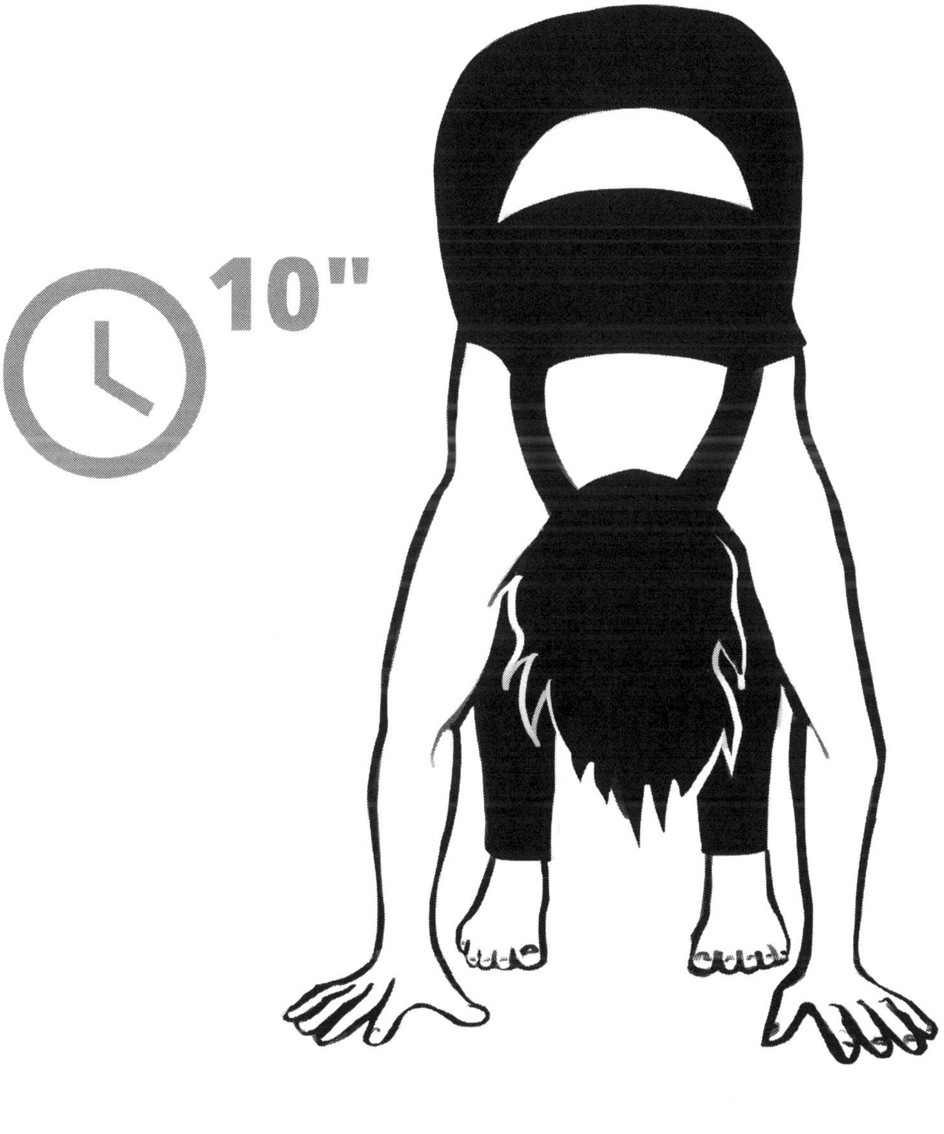
10"

#3 ENTRAÎNEMENT INTENSE DES FESSIERS AU MUR

Cette séance d'entraînement se concentre sur la partie inférieure du corps. Les exercices font travailler les fessiers en particulier ; les abdominaux et les ischio-jambiers sont également bien sollicités.

Dans cet exercice, il est important de maintenir l'équilibre et donc d'effectuer des mouvements lents et précis.

Niveau : Intermédiaire

Durée : 10 Minutes

Viparita Karani : maintenir la position pendant 20 secondes

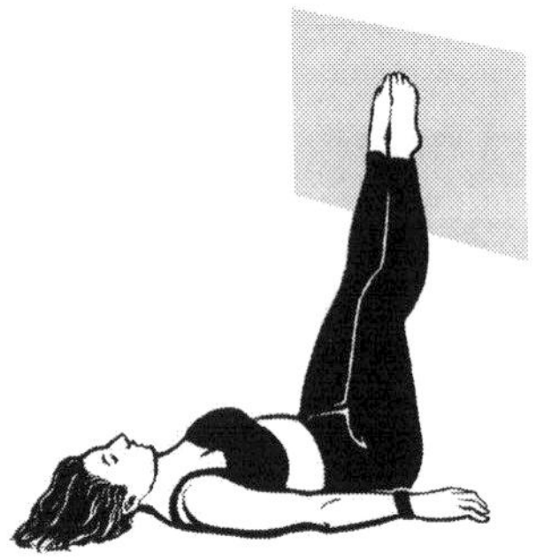

Extension latérale des jambes : 8 répétitions pour chaque jambe

1

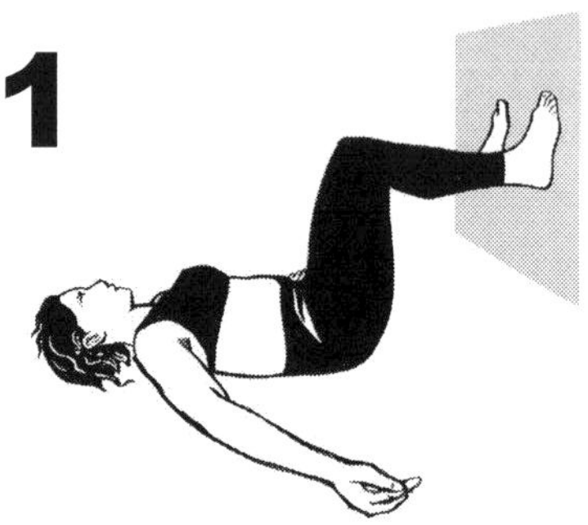

2

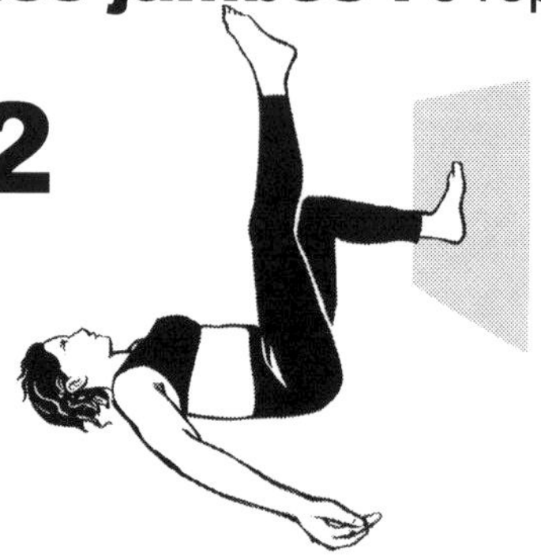

3

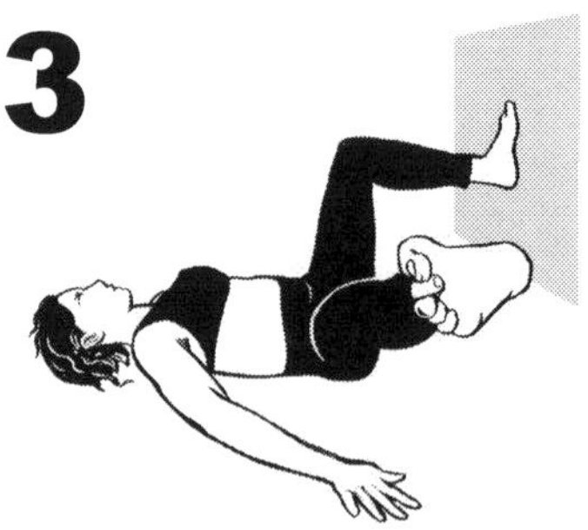

Hip Thrust au mur 1 : 6 répétitions

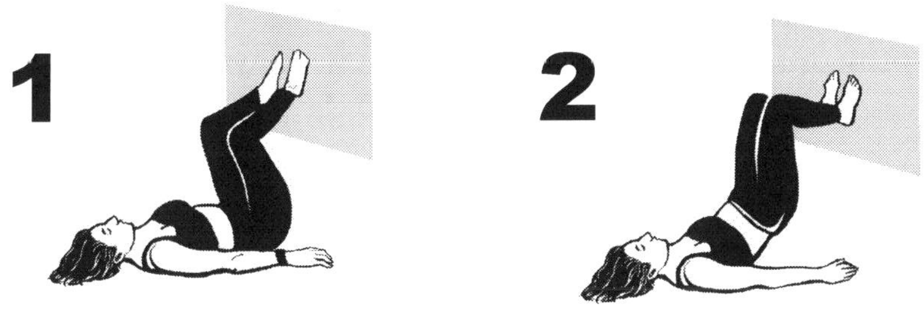

Hip Thrust au mur 2 : 5 élévations pour chaque jambe

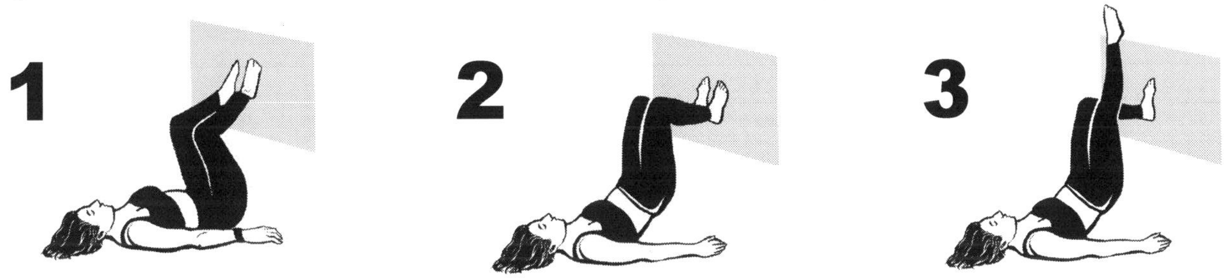

Cercles de jambes 1 : 8 rotations dans le sens des aiguilles d'une montre et 8 rotations dans le sens contraire des aiguilles d'une montre par jambe

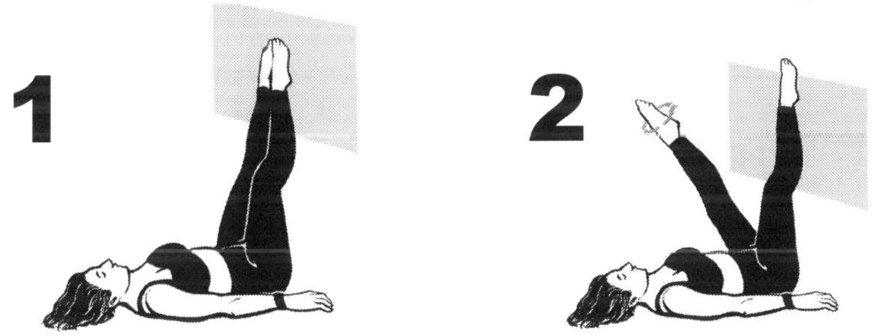

Hip Thrust au mur 3 : 10 répétitions

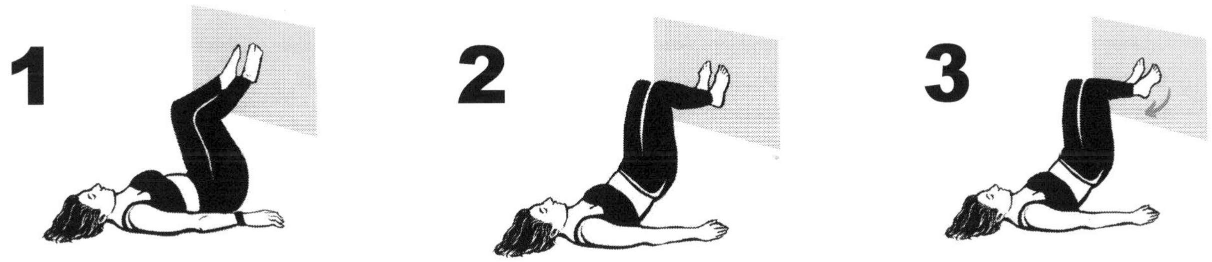

Hip Thrust au mur 4 : 8 répétitions pour chaque jambe

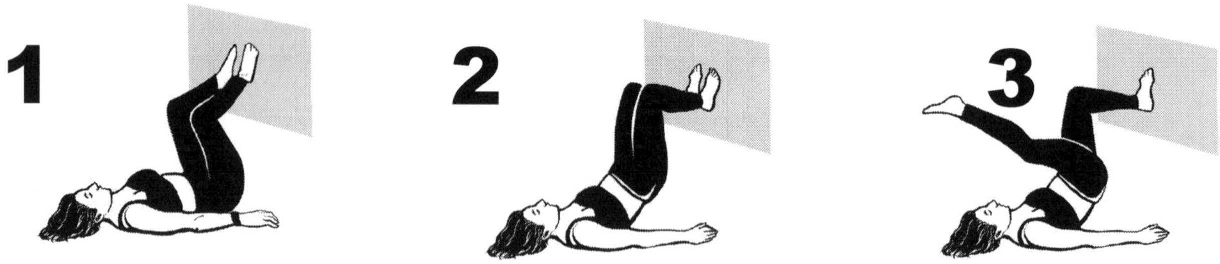

Posture du papillon au mur 3 : 8 répétitions

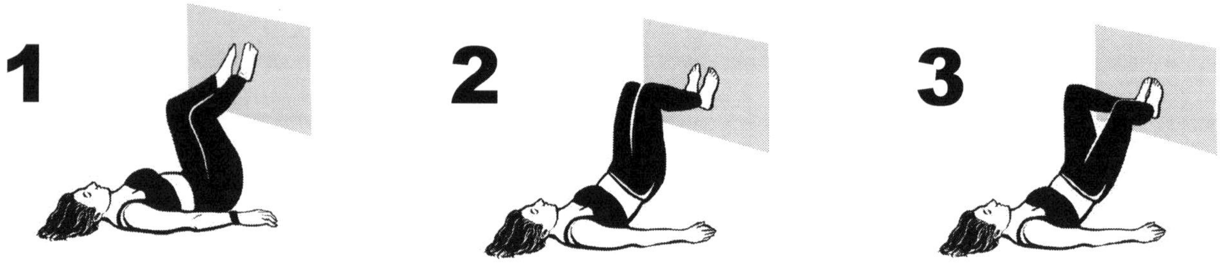

Flexion avant debout : 10-15 Secondes

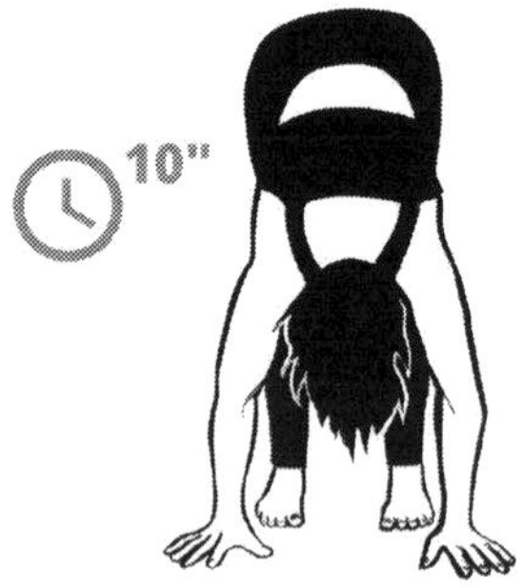

POSTURE DU GUERRIER AU MUR

Niveau : Débutant

Avantages : Il s'agit de l'une des postures de base de la méthode Pilates, utilisée comme exercice d'échauffement avant des séances d'entraînement intenses d'abdominaux et des jambes.

Étapes :

1. Commencez par vous placer debout, face au mur. Reculez d'un pas, puis penchez-vous lentement vers l'avant à 90 degrés et placez vos paumes sur le mur.
2. Gardez le dos droit, contractez les fessiers et ramenez la jambe droite vers l'arrière.
3. Maintenez cette position pendant 5 secondes et ramenez la jambe au sol.
4. Répétez 5 fois pour chaque jambe.

1

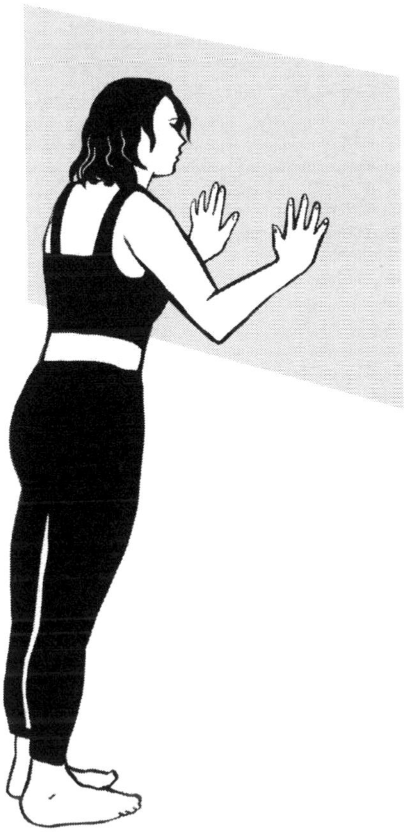

2

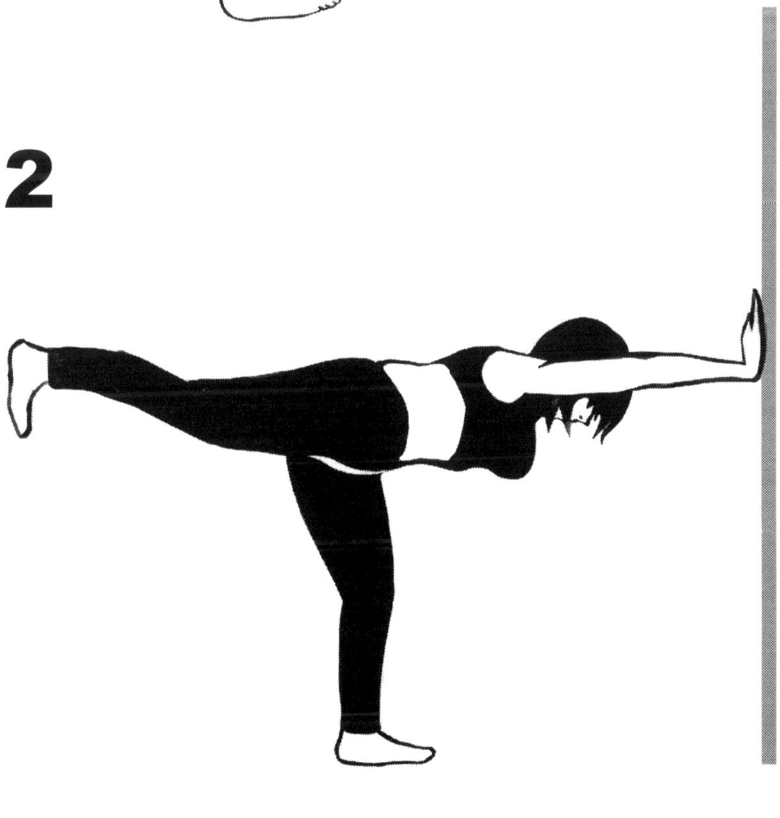

OISEAU CHIEN

Niveau : Débutant

Avantages : Cet exercice au sol est utilisé comme exercice d'échauffement ou de refroidissement musculaire. Il fait travailler les jambes et l'ensemble des abdominaux.

Étapes :

1 Commencez par vous placer à quatre pattes, le dos droit, les pieds, les genoux et les mains fermement posés sur le tapis.

2 Tendez votre jambe droite derrière vous et placez la plante du pied droit contre le mur.

3 Contractez vos muscles abdominaux et amenez votre bras gauche tendu vers l'avant. Maintenez cette position.

4 Revenez à la position de départ et changez de côté.

1

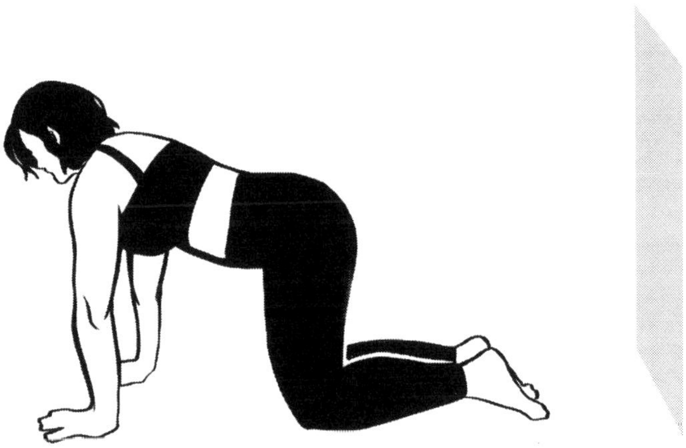

2

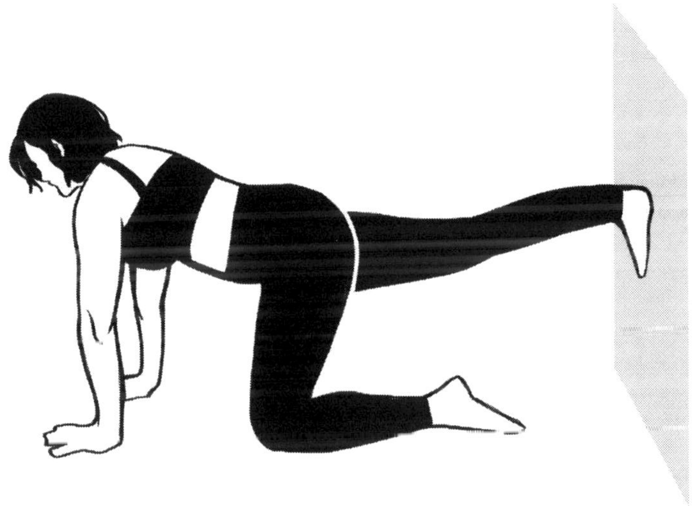

3

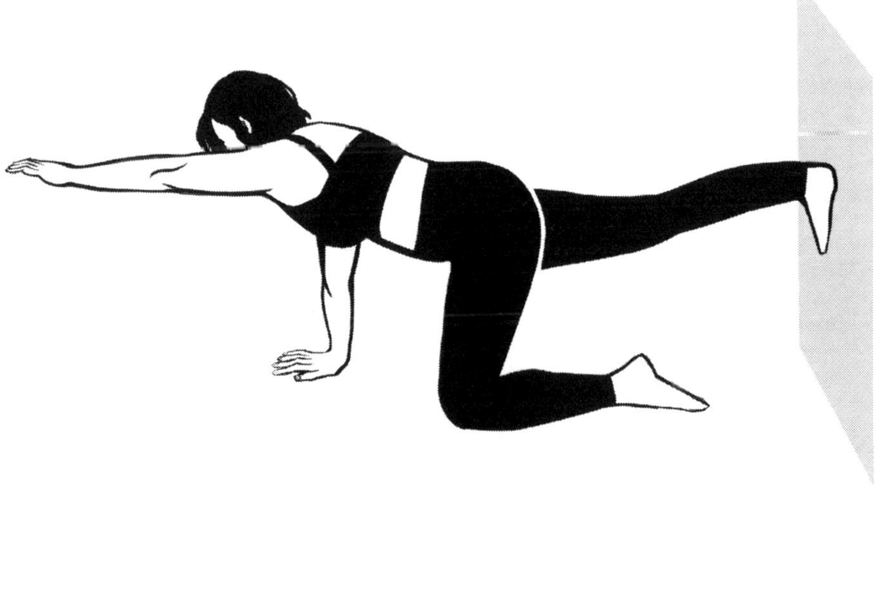

ABDO CRUNCH AU MUR 1

Niveau : Débutant

Avantages : Cet exercice est un excellent moyen de faire travailler l'ensemble de la sangle abdominale tout en étirant les muscles des jambes contre le mur.

Étapes :

1. Commencez par vous asseoir sur le tapis ou le sol, les jambes tendues vers le mur et la plante des pieds en contact avec le mur.
2. En gardant le dos droit, tendez les bras vers le mur.
3. Reculez lentement pour effectuer un crunch inversé, en essayant de ne pas pousser vos pieds contre le mur, mais en utilisant votre abdomen.
4. Maintenez la position pendant 5 secondes, en essayant de ne pas laisser le haut du dos toucher le tapis.
5. Revenez à la position de départ et répétez 8 fois.

1

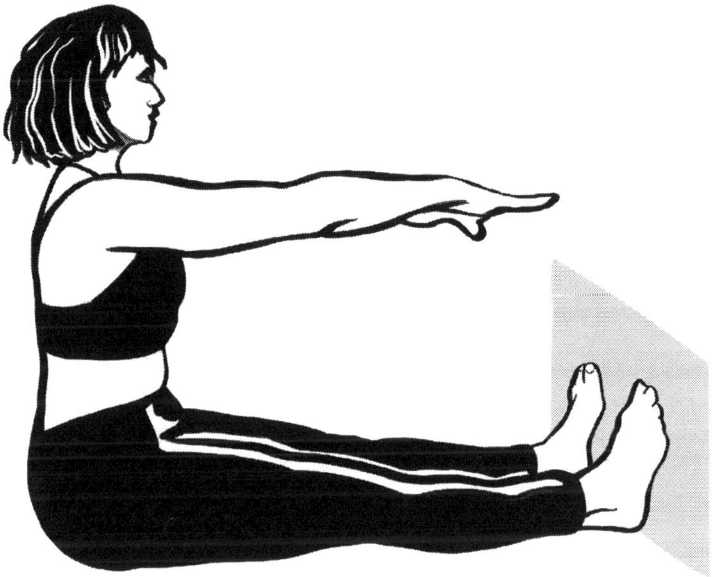

2

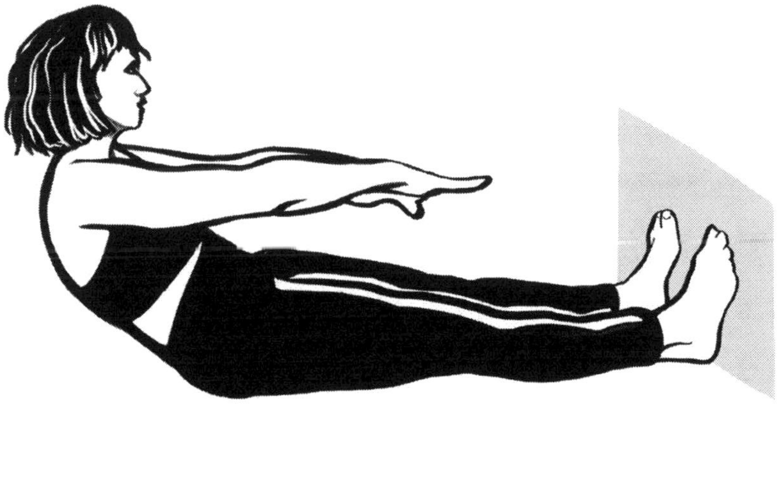

ABDO CRUNCH AU MUR 2

Niveau : Débutant

Avantages : Cet exercice est un excellent moyen de travailler la ceinture abdominale supérieure tout en gardant les jambes stables grâce au mur

Étapes :

1. Commencez par vous allonger sur le tapis ou le sol, le dos plat.
2. Placez vos pieds à plat sur le mur, les jambes pliées et le bassin près du mur.
3. Croisez vos doigts derrière la tête et faites un crunch abdominal. En même temps, poussez vos pieds contre le mur pour faire travailler davantage vos abdominaux.
4. Essayez de faire au moins 10 répétitions.

1

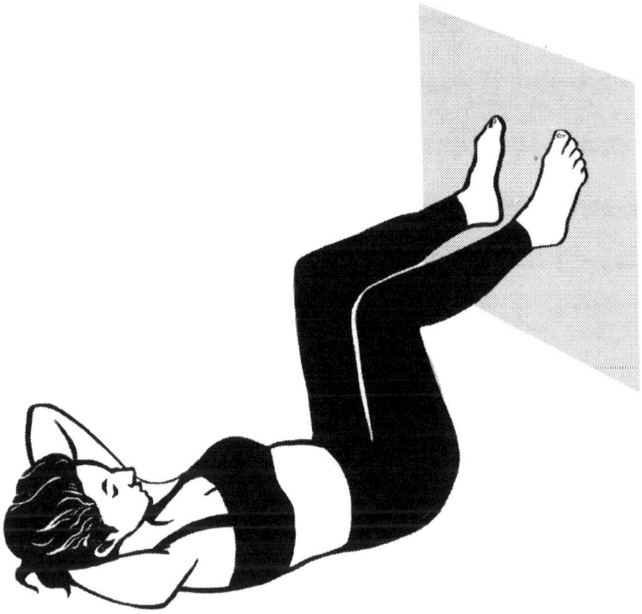

2

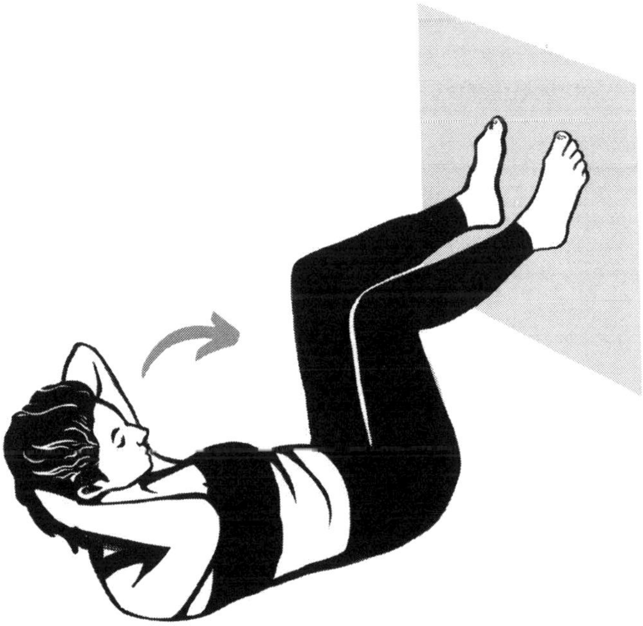

ABDO CRUNCH AU MUR 3

Niveau : Intermédiaire

Avantages : Cet exercice est un excellent moyen de travailler l'ensemble des abdominaux tout en gardant les jambes stables grâce au mur.

Étapes :

1. Commencez par vous allonger sur le tapis ou le sol, le dos plat.
2. Placez vos pieds à plat contre le mur, les jambes pliées et le bassin près du mur.
3. Poussez vos pieds contre le mur, faites des abdominaux et levez les bras vers le ciel, tout en gardant les bras étendus au-dessus de la tête.
4. Revenez à la position de départ et répétez 10 fois.

1

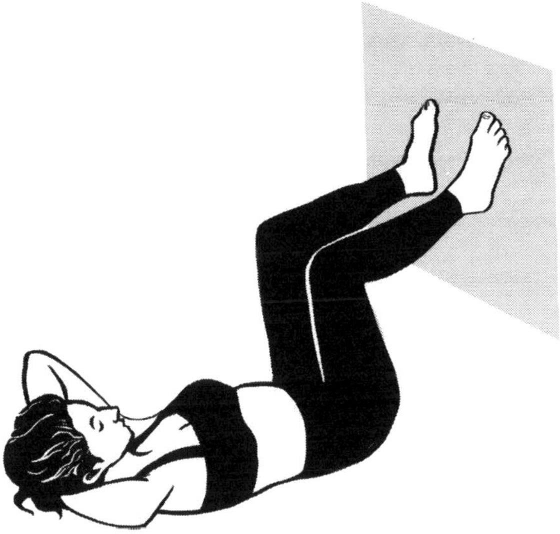

2

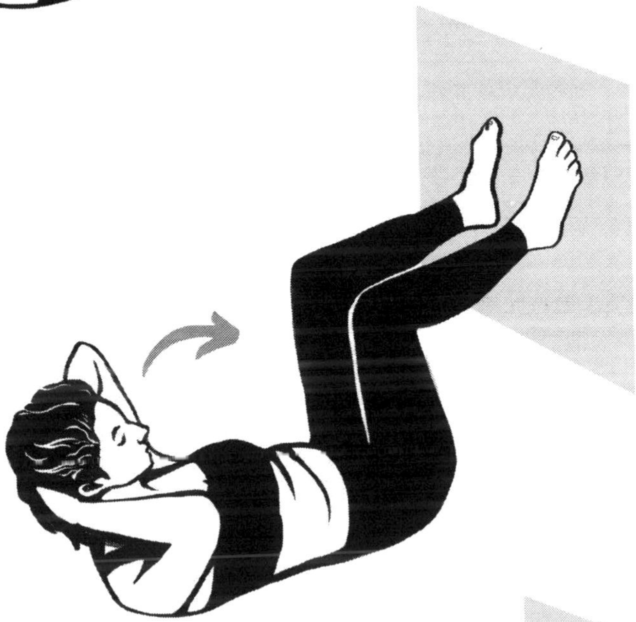

3

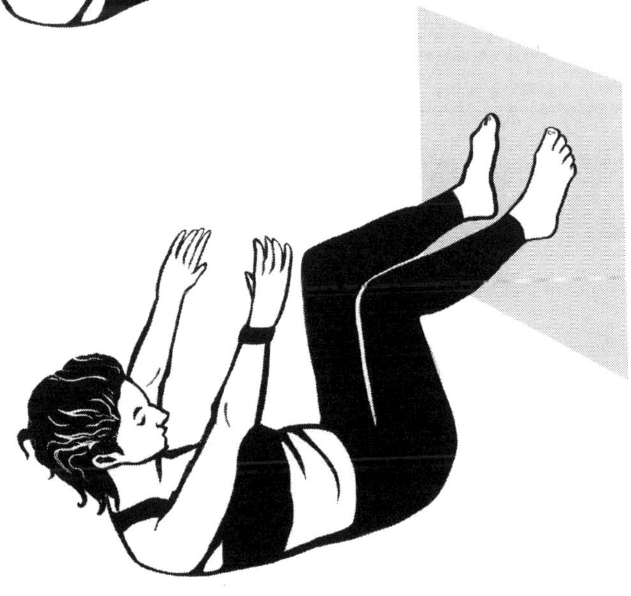

CRUNCH LATÉRAL AU MUR

Niveau : Débutant

Avantages : Cet exercice est un excellent moyen de travailler les abdominaux supérieurs latérales tout en gardant les jambes stables grâce au mur.

Étapes :

1. Commencez par vous allonger sur le tapis ou le sol, le dos plat.
2. Placez vos pieds à plat sur le mur, les jambes pliées et le bassin près du mur.
3. Croisez les doigts derrière la tête, faites un crunch et essayez d'atteindre la partie du mur située à droite de vos hanches avec votre main droite.
4. Revenez à la position de départ et répétez l'exercice 8 fois, puis changez de côté.

N'oubliez pas : si vous souhaitez augmenter la difficulté de l'exercice, essayez de ne pas laisser votre dos toucher le sol pendant les répétitions.

1

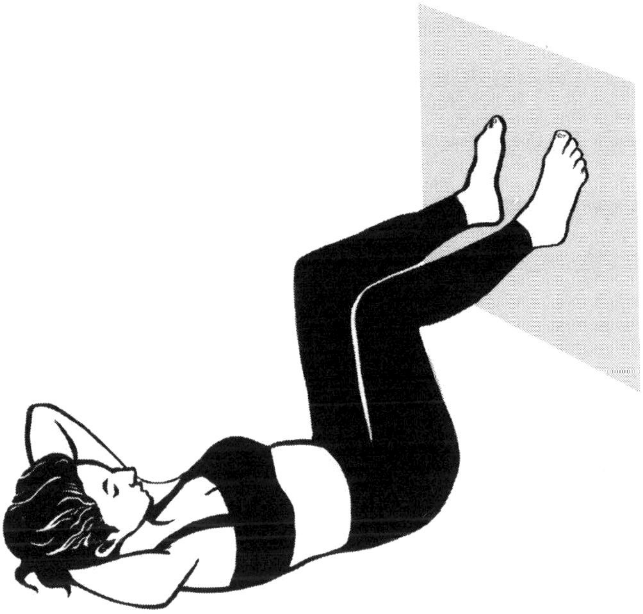

2

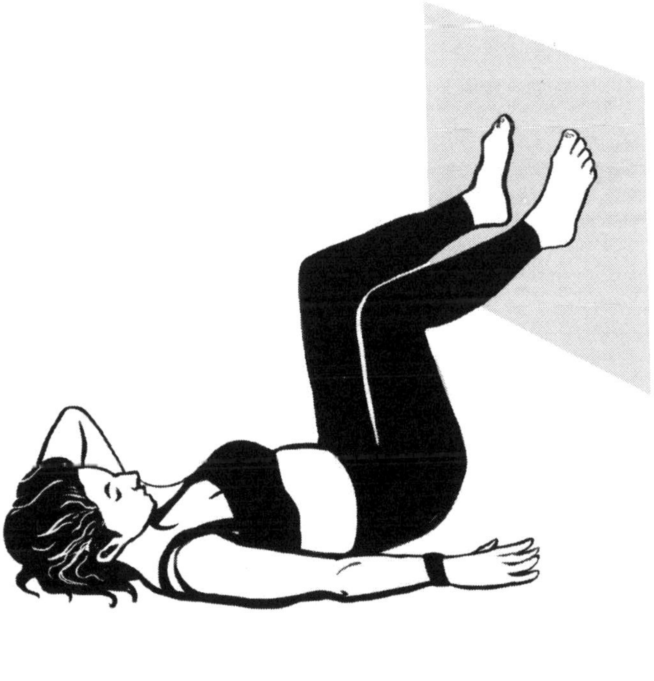

ANAHATASANA AU MUR 1

Niveau : Débutant

Avantages : Vous nécessitez d'un exercice pour redresser votre colonne vertébrale ? Cet exercice est l'un des meilleurs pour améliorer la posture et sert également d'exercice d'étirement abdominal !

Étapes :

1. Placez-vous face au mur.
2. Reculez et placez vos coudes sur le mur à hauteur des épaules. Votre tête doit rester entre vos bras.
3. Arquez votre dos et essayez de serrer vos omoplates l'une contre l'autre.
4. Fléchissez légèrement les jambes et maintenez la position pendant 20 secondes.
5. Inspirer et expirer lentement.

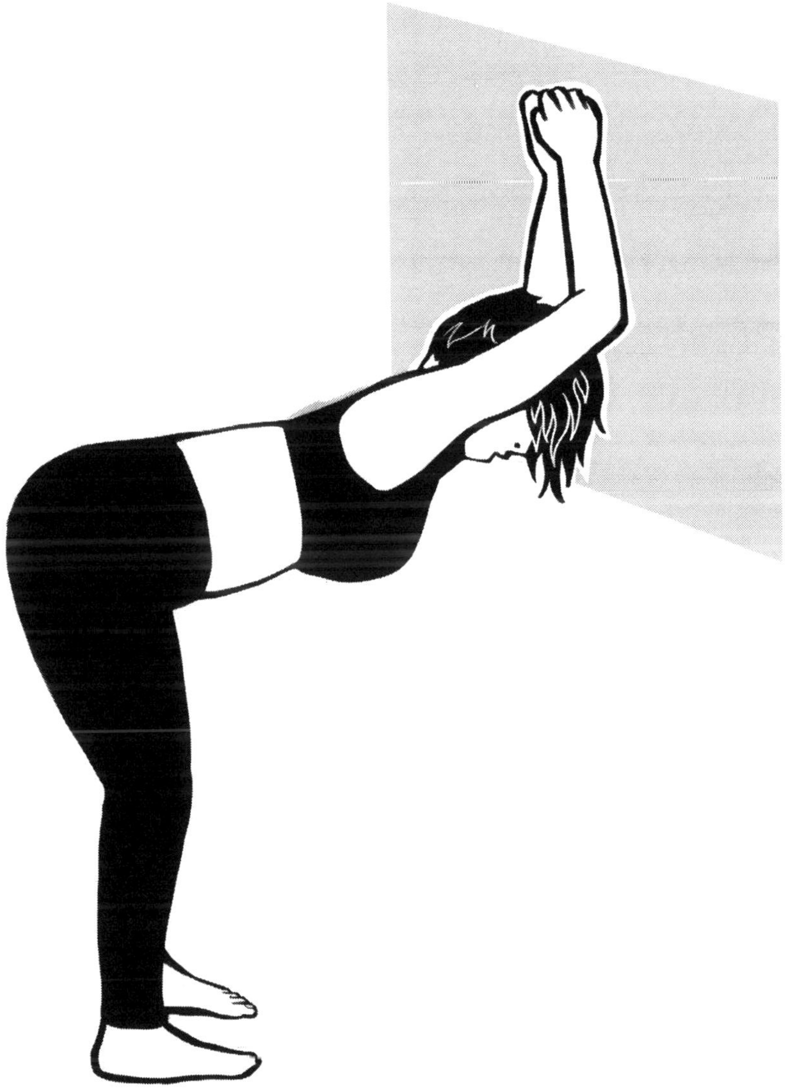

#4 ENTRAÎNEMENT D'ABDOMINAUX AU MUR

Il s'agit d'un exercice complet pour les muscles abdominaux. Pour maintenir un niveau d'exercice intense, essayez de ne pas appuyer votre dos sur le sol pendant ces exercices.

Faites une pause de 10 secondes pour chaque exercice ; si vous avez des difficultés, vous pouvez augmenter la pause à 30 secondes.

N'oubliez pas de ne pas forcer sur votre cou pendant les exercices.

Niveau : Intermédiaire

Durée : 10 Minutes

Posture du guerrier au mur : 5 fois par côté

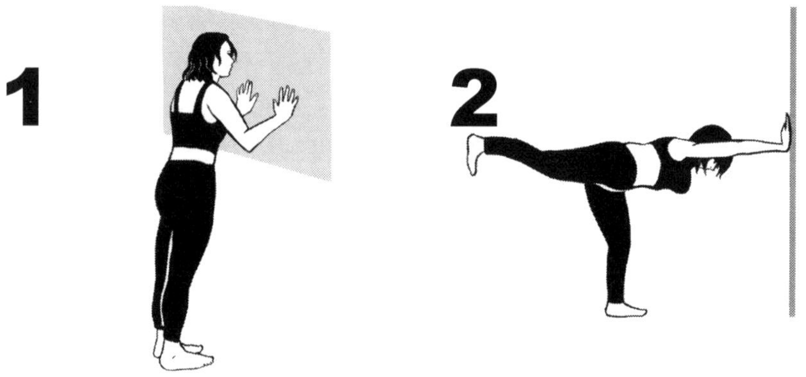

Oiseau chien : 4 fois par côté

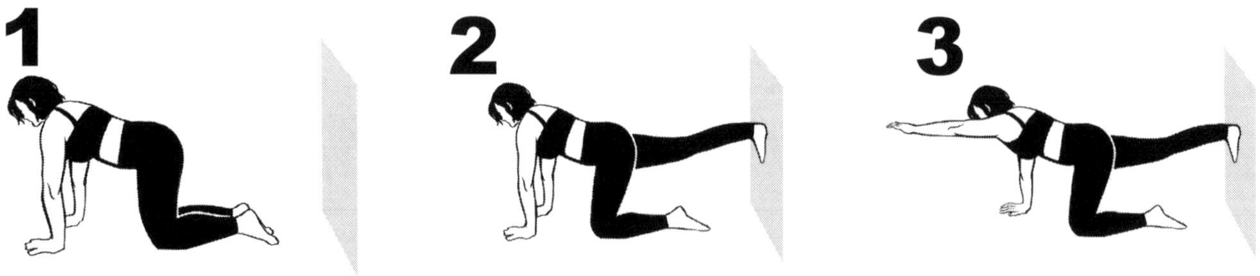

Abdo crunch au mur 1 : 8 répétitions

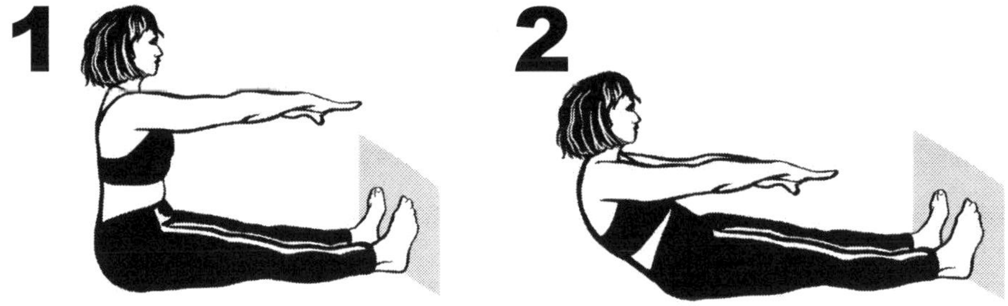

Abdo crunch au mur 2 : 10 répétitions

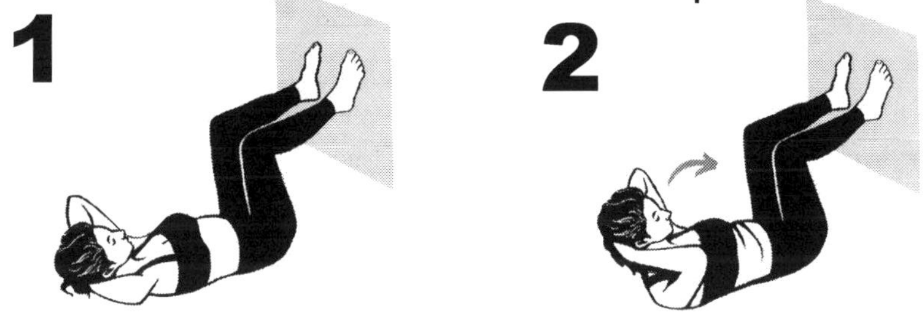

Abdo crunch au mur 3 : 10 fois

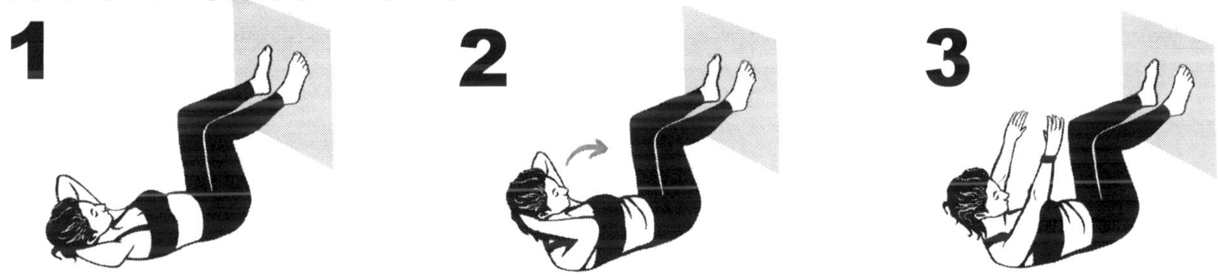

Crunch latéral au mur : 8 répétitions

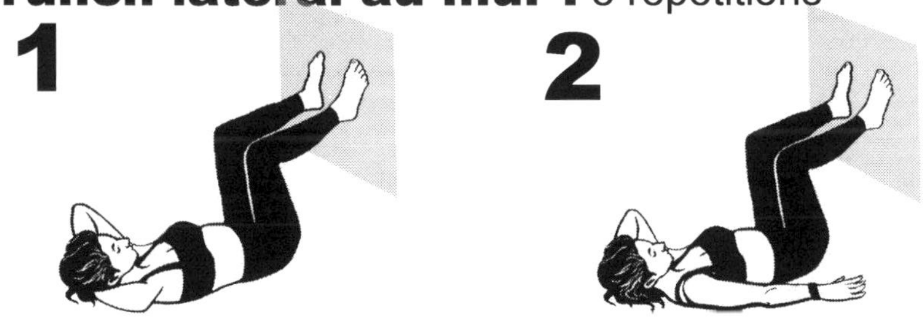

Anahatasana au mur 1 : 20 secondes

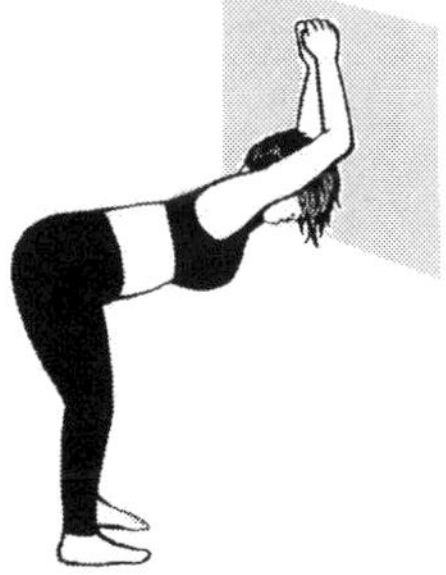

BALANCEMENT LATÉRAL DES JAMBES

Niveau : Débutant

Avantages : Cet exercice est un excellent échauffement pour l'aine et aide à ouvrir les hanches.

Étapes :

1 Debout, le dos droit, placez vos mains contre le mur à hauteur des épaules.

2 Les jambes doivent être alignées et les pieds joints.

3 Avec la jambe droite, effectuez une extension latérale, en gardant le pied en position de marteau.

4 Utilisez vos mains pour vous équilibrer contre le mur et revenez à la position de départ.

5 Répétez l'ouverture de côté 10 fois, puis changez de côté.

1

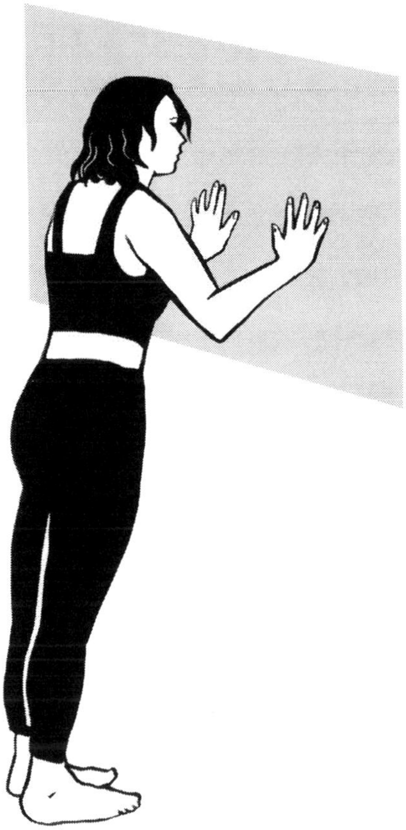

3

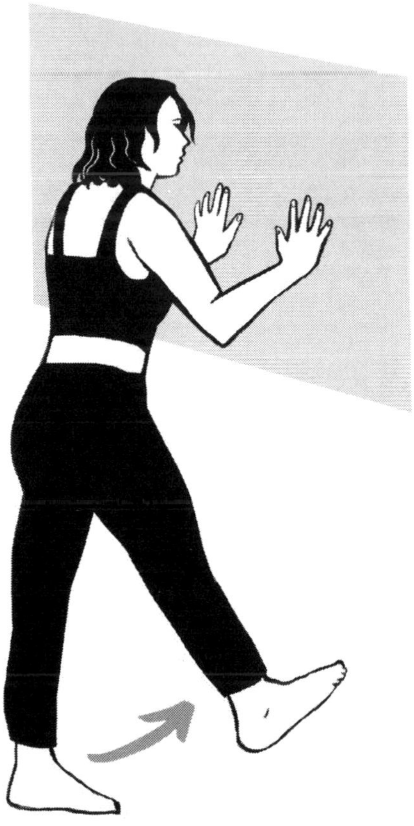

GENOUX-POITRINE

Niveau : Débutant

Avantages : Cet exercice est recommandé pour les personnes ayant un mauvais équilibre. Le soutien du mur permet d'échauffer les muscles abdominaux et les muscles des jambes.

Étapes :

1 Se placer à côté du mur.

2 Placez votre main droite sur votre côté droite et votre main gauche sur le mur.

3 En gardant le dos droit et les épaules détendues, pliez la jambe droite vers l'avant et ramenez le genou droit vers la poitrine. Inspirez lorsque le genou monte.

4 Ramenez lentement la jambe à la position de départ.

5 Répétez 10 fois, puis changez de jambe.

1

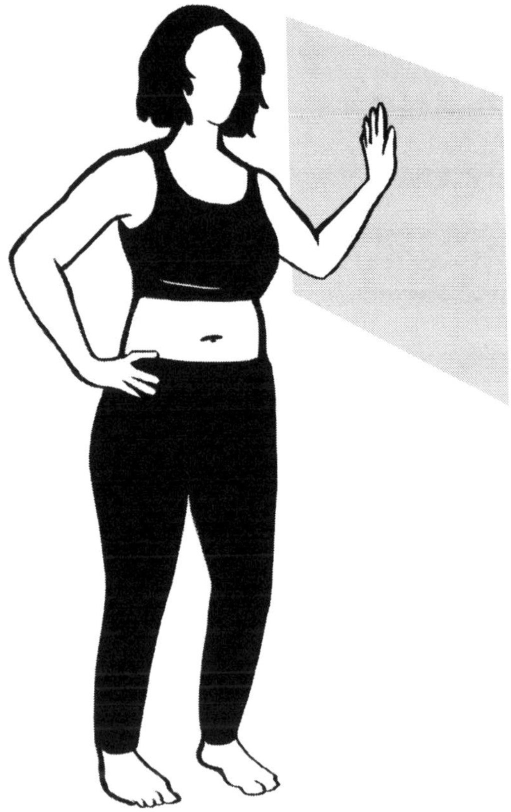

3

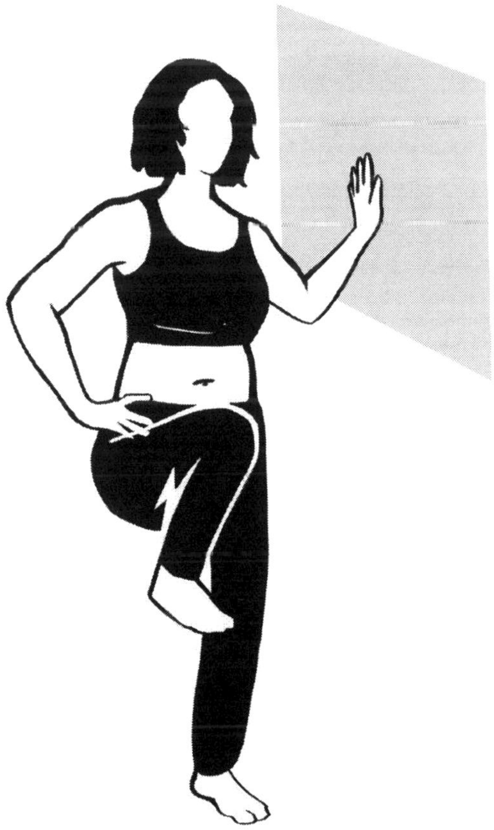

CHAISE AU MUR 1

Niveau : Intermédiaire à avancé

Avantages : Cet exercice fait travailler la partie supérieure des jambes et renforce les fessiers, les quadriceps et les ischio-jambiers.

Étapes :

1. Mettez-vous debout, le dos contre le mur.
2. Écartez et pliez vos jambes tout en tirant doucement votre bassin vers le bas.
3. Gardez votre dos et votre tête en contact avec le mur et essayez de garder vos jambes pliées à un angle proche de 90 degrés.
4. Inspirez, ouvrez votre poitrine et expirez en maintenant cette position.
5. Essayez de prendre au moins 5 respirations.

N'oubliez pas : Essayez de vous aider en appuyant votre dos contre le mur, mais ce sont les muscles des jambes qui doivent faire le plus gros du travail, alors gardez vos épaules et vos bras détendus. Ne sollicitez pas vos genoux pendant cet exercice, le poids doit être supporté par vos pieds.

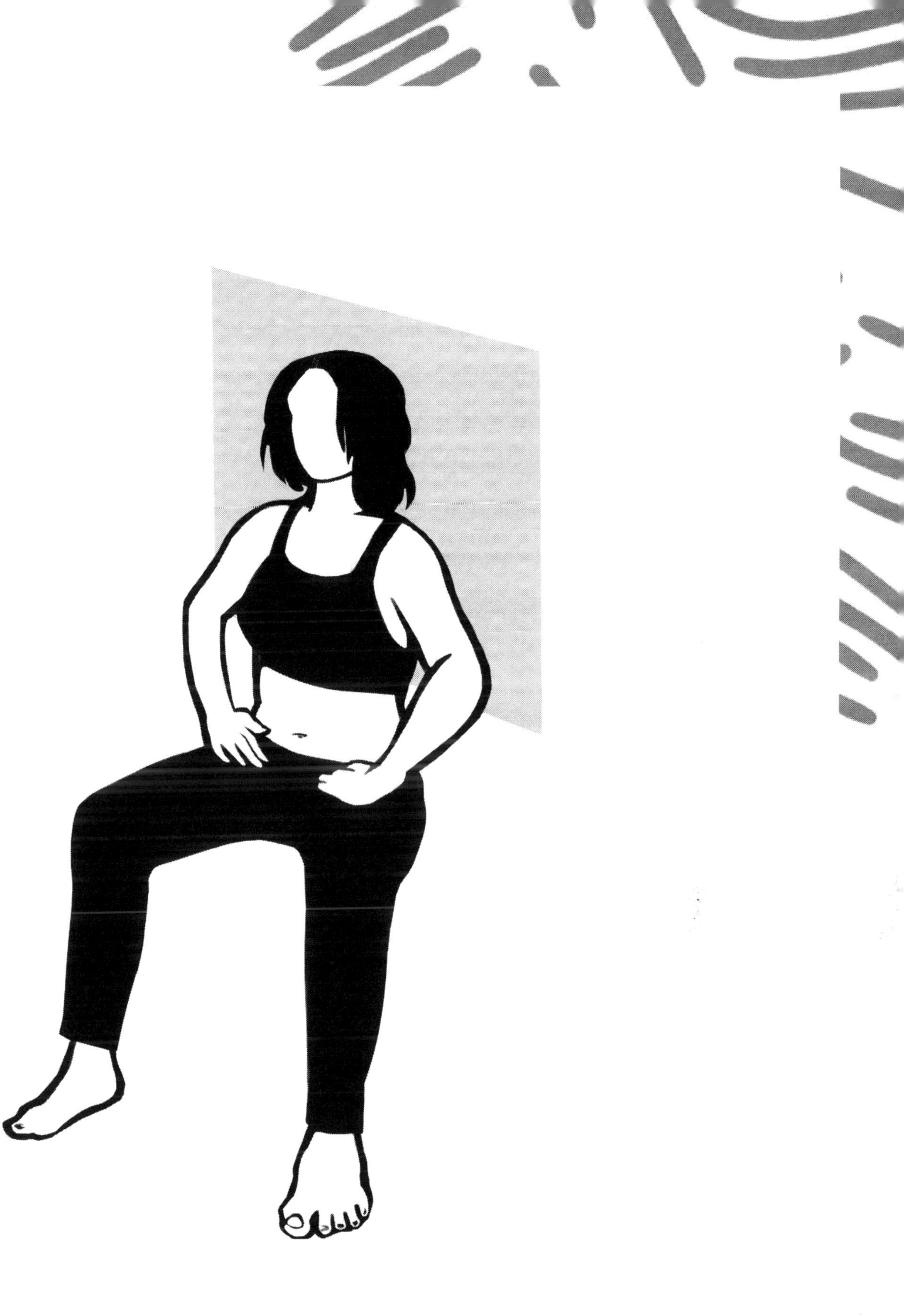

CHAISE AU MUR 2

Niveau : Intermédiaire à avancé

Avantages : Cet exercice fait travailler la partie supérieure des jambes et renforce les fessiers, les quadriceps et les ischio-jambiers

Étapes :

1. Mettez-vous debout, le dos contre le mur.
2. Écartez et pliez les jambes tout en tirant doucement le bassin vers le bas.
3. Gardez votre dos et votre tête en contact avec le mur et essayez de garder vos jambes pliées à un angle proche de 90 degrés.
4. Appuyez sur la pointe de votre pied droit et soulevez le talon. Appuyez le talon droit sur le sol et changez de pied.
5. Essayez d'effectuer 8 levées de talon de chaque côté tout en maintenant la position de la chaise.

N'oubliez pas : Pour augmenter la difficulté de l'exercice, vous pouvez commencer par alterner entre 8 levées de talons de chaque côté et 8 levées de talons en même temps. Essayez toujours de garder le dos droit et le haut du corps détendu.

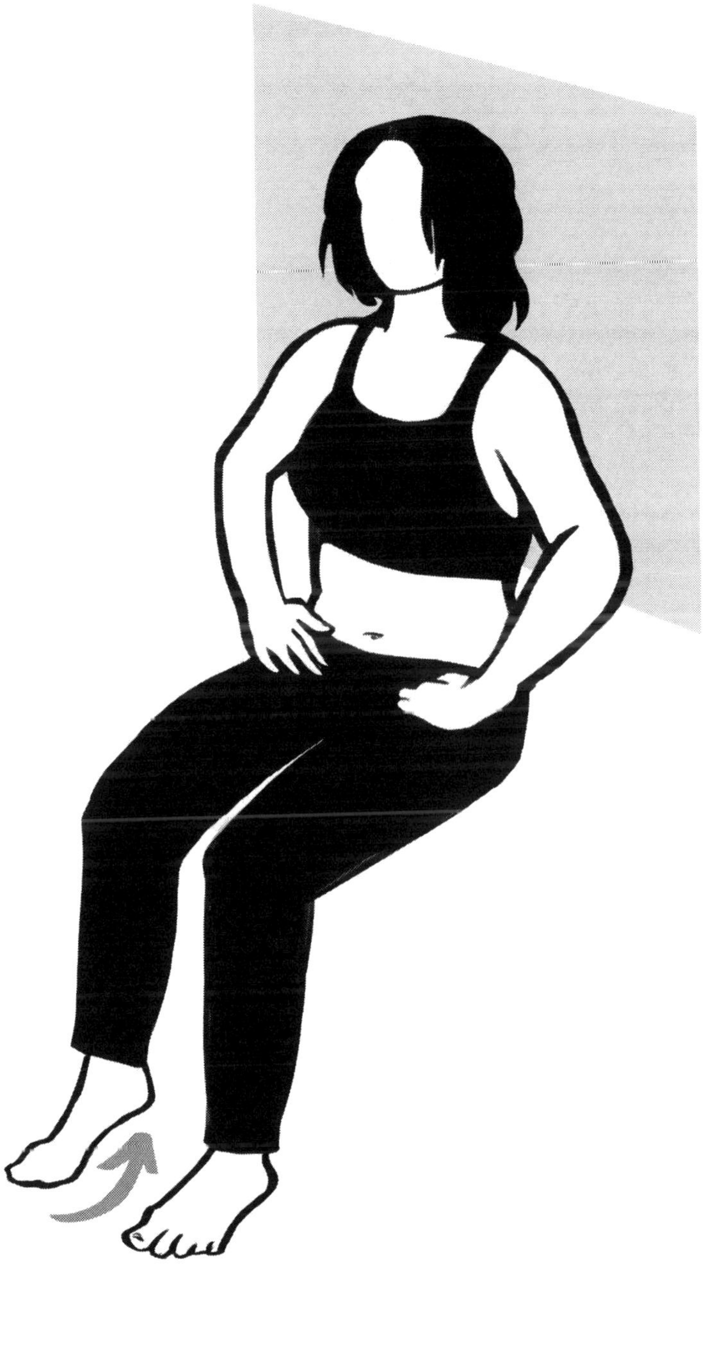

ENTRAÎNEMENT DES MOLLETS AU MUR

Niveau : Débutant

Avantages : Cet exercice est parfait pour faire travailler les mollets tout en maintenant la stabilité grâce au soutien du mur.

Étapes :

1. Debout, avancez en laissant le mur derrière vous.
2. Placez vos deux mains sur le mur et mettez votre jambe droite contre le mur, de manière à ce que la plante de votre pied touche le mur.
3. Contractez vos fessiers et poussez-vous vers le haut en utilisant votre mollet gauche.
4. Répétez l'exercice 6 à 8 fois de chaque côté.

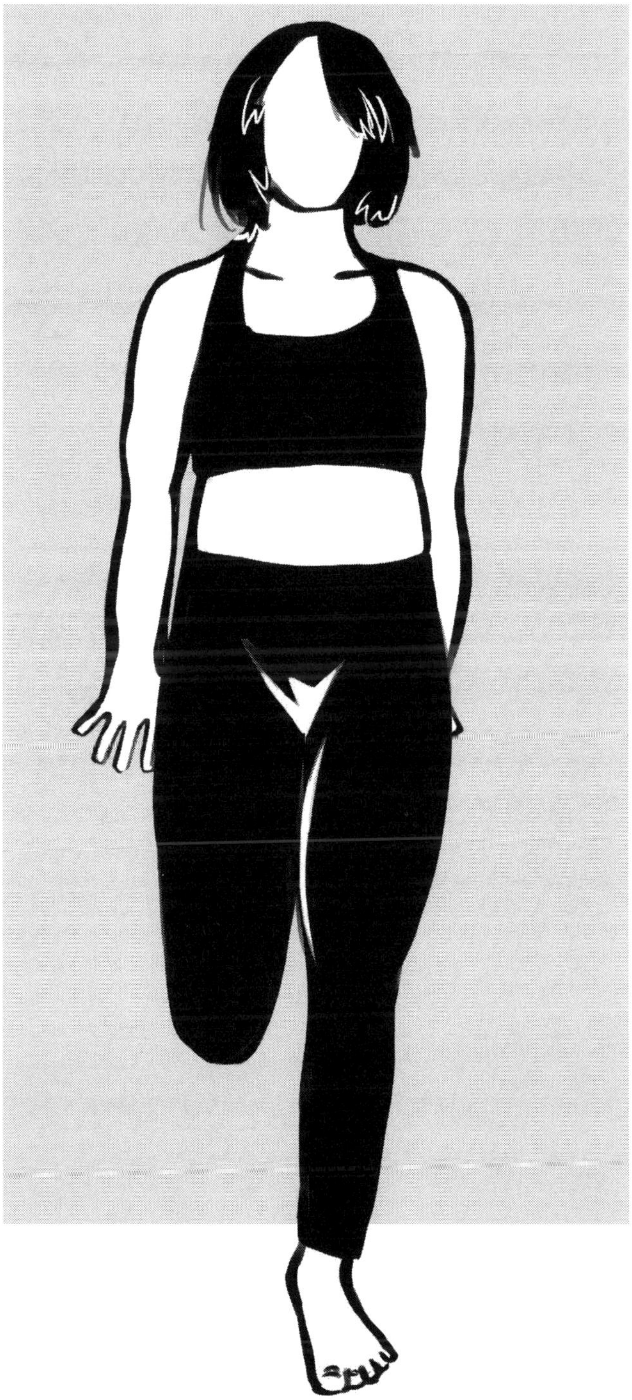

ÉTIREMENT ACTIF DU MOLLET

Niveau : Débutant

Avantages : Ce type d'étirement actif fait travailler les mollets autant que possible et constitue un excellent exercice de récupération. Commencez par faire de petits étirements pour éviter de déchirer les mollets.

Étapes :

1. Commencez debout près du mur, les paumes des mains à plat contre le mur, à hauteur de vos épaules.
2. Reculez votre jambe droite d'un pas tout en gardant le talon au sol.
3. Pliez le genou gauche tout en gardant la jambe droite bien tendue. Vous devriez sentir votre mollet droit s'étirer.
4. Maintenez la position pendant 5 secondes et répétez l'exercice de l'autre côté.

1

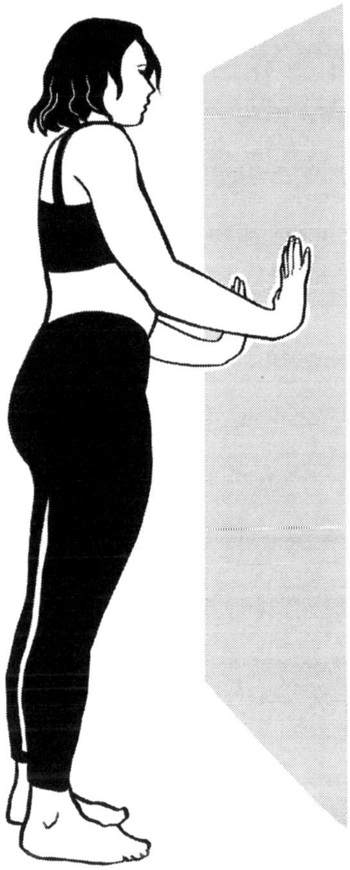

3

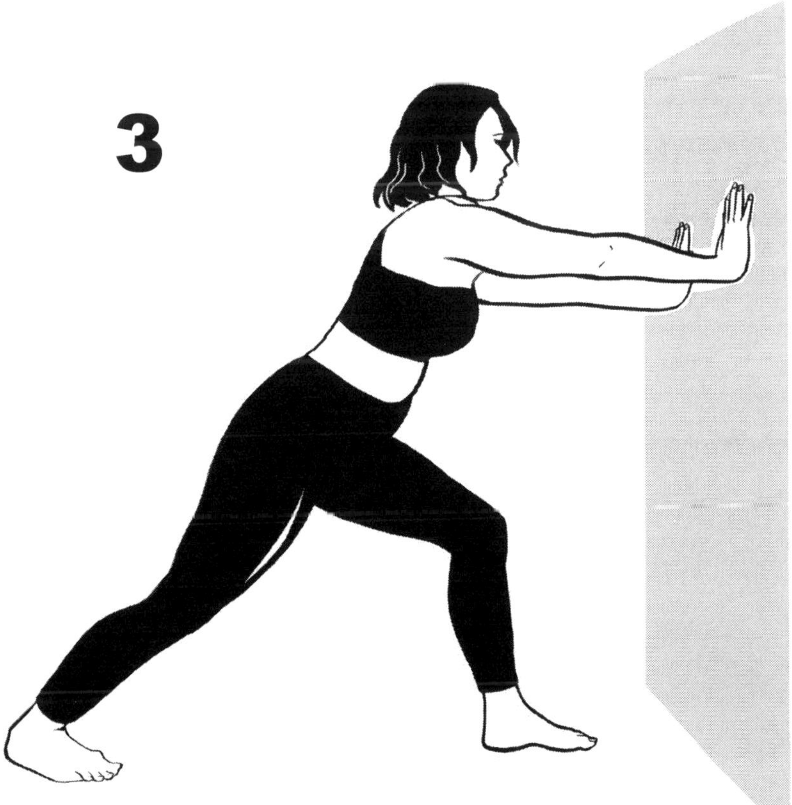

CHAISE AU MUR AVEC JAMBE À LA POITRINE

Niveau : Avancé

Avantages : Cet exercice fait travailler les cuisses et renforce les fessiers, les quadriceps et les ischio-jambiers. Alternez les levées de jambes pour faire travailler encore plus les muscles.

Étapes :

1. Mettez-vous debout, le dos contre le mur.
2. Écartez et pliez les jambes tout en abaissant doucement le bassin.
3. Gardez votre dos et votre tête en contact avec le mur et essayez de garder vos jambes pliées à un angle proche de 90 degrés.
4. Placez vos mains sur vos hanches ou en contact avec le mur et levez votre jambe droite, en la rapprochant lentement de votre poitrine. La stabilité principale repose sur la jambe gauche ; essayez de la garder stable.
5. Abaissez la jambe droite. Répétez 6 fois, puis changez de jambe.

N'oubliez pas : Pendant cet exercice, aidez-vous en gardant l'équilibre contre le mur. Si l'exercice est trop difficile, essayez d'écarter davantage les jambes.

3

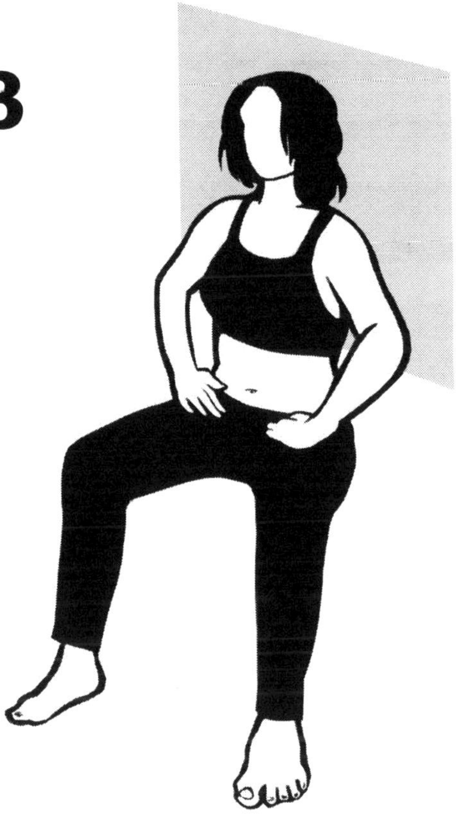

4

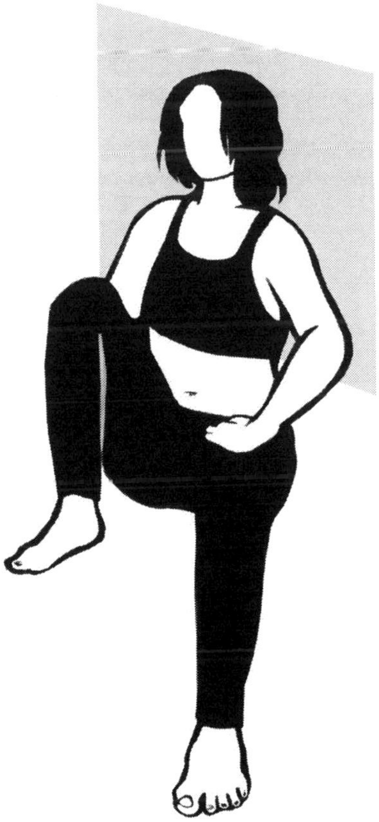

CHAISE AU MUR 3

Niveau : Avancé

Avantages : Cet exercice fait travailler les cuisses et renforce les fessiers, les quadriceps et les ischio-jambiers. En alternant l'extension des jambes vers l'avant, vous pouvez faire travailler les muscles encore plus intensément.

Étapes :

1. Mettez-vous debout, le dos contre le mur.
2. Écartez et pliez les jambes tout en abaissant doucement le bassin.
3. Gardez votre dos et votre tête en contact avec le mur et essayez de garder vos jambes pliées à un angle proche de 90 degrés.
4. Placez vos mains sur les hanches et étendez votre jambe droite vers l'avant.
5. Ramenez lentement la jambe à la position de départ.
6. Répétez 6 fois, puis changez de jambe.

3

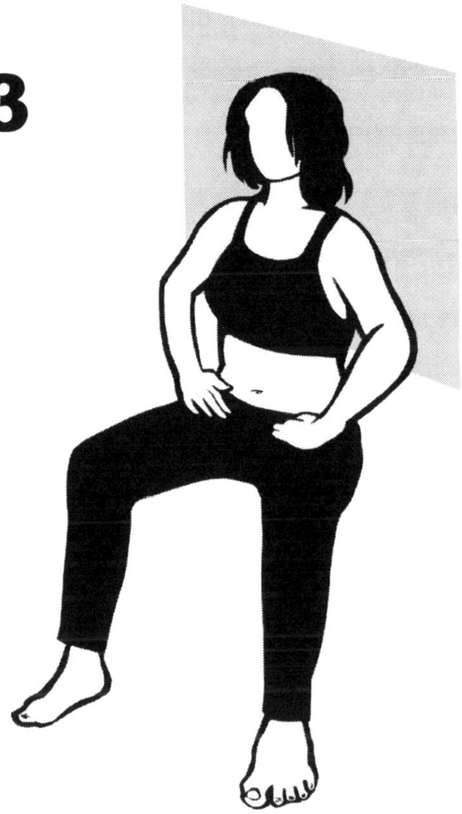

4

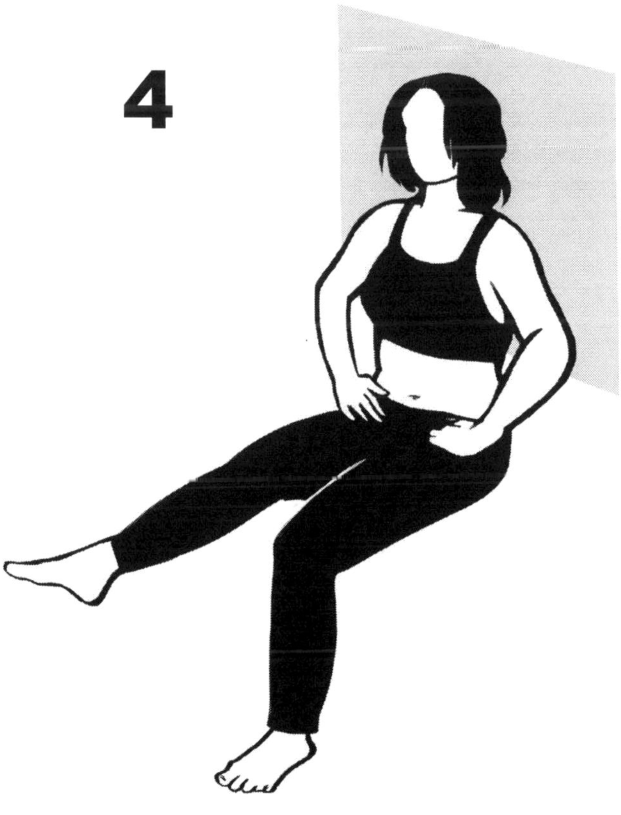

POSTURE DE LA PINCE

Niveau : Débutant

Avantages : Cette posture est un exercice d'étirement complet, car elle permet d'étirer non seulement tout le dos, mais aussi les ischio-jambiers et les mollets. Cet exercice vous aidera si vous souffrez de maux de dos et détendra en même temps tout le corps.

Étapes :

1 Asseyez-vous sur le sol, le dos contre le mur et les jambes pliées devant vous.

2 Ouvrez les genoux sur les côtés tout en gardant le dos contre le mur.

3 Tendez les jambes vers l'avant.

4 Maintenant, penchez-vous en avant tout en gardant le dos droit et essayez de toucher vos pieds avec vos mains. Laissez votre cou, vos épaules et votre tête s'alourdir.

5 Maintenez cette position pendant une ou deux respirations et revenez à la position de départ.

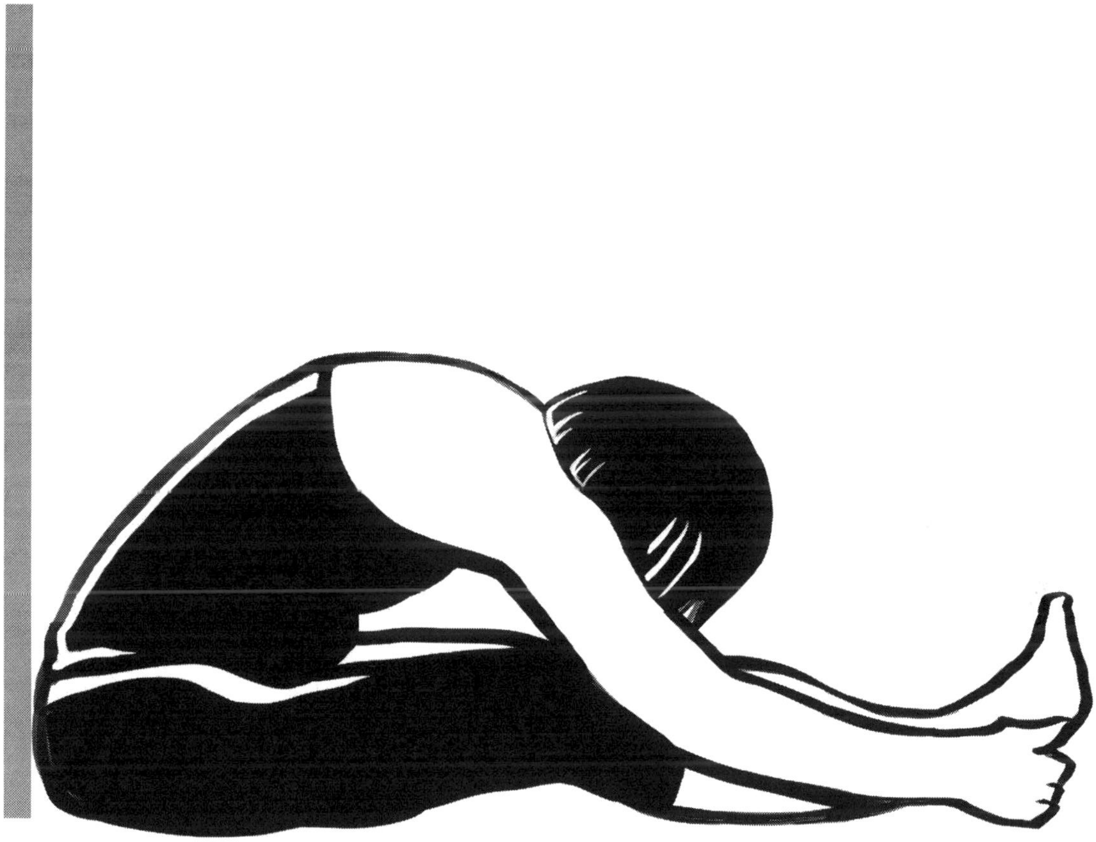

#5 ENTRAÎNEMENT DES QUADRICEPS

Il s'agit de l'exercice le plus difficile que vous puissiez essayer ; il permet d'entraîner le bas du corps grâce à des exercices ciblés. Essayez de faire des pauses de 15 secondes entre chaque exercice. Il peut être difficile d'effectuer cette séance d'entraînement la première fois, mais si vous continuez à vous entraîner régulièrement, vous obtiendrez de grands bénéfices.

Niveau : Avancé

Durée : 10 Minutes

Balancement latéral des jambes : 10 répétitions par jambe

1

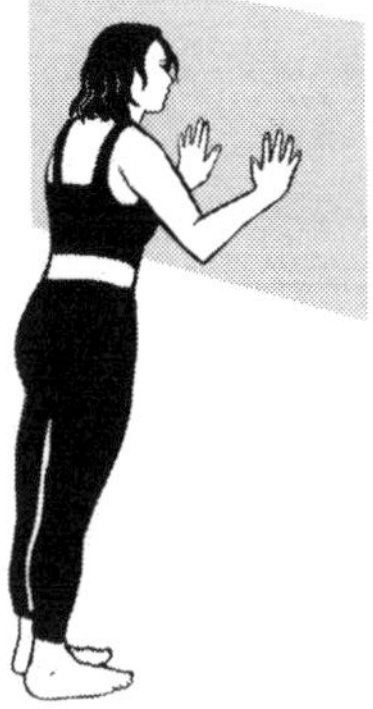

2

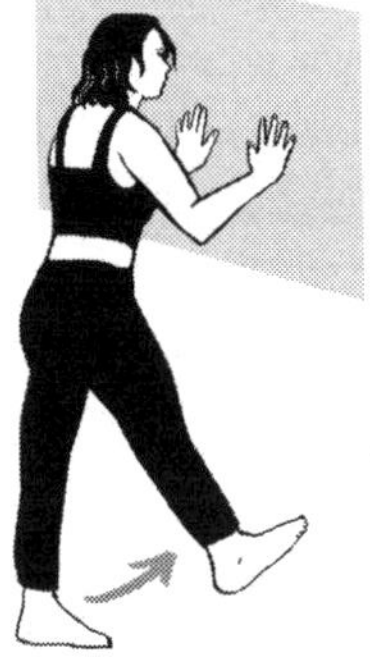

Genoux-poitrine :
10 répétitions par jambe

1

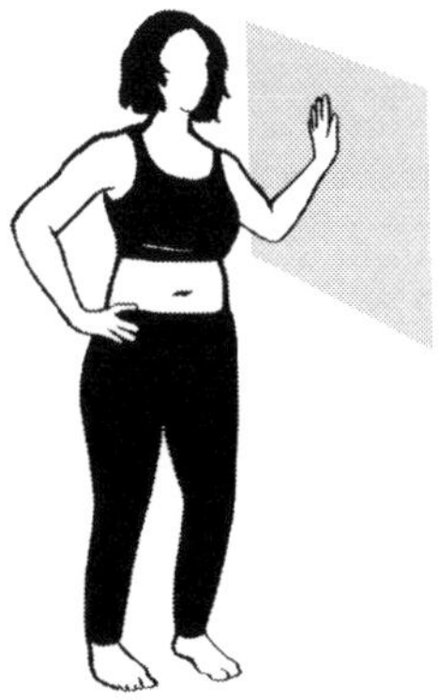

2

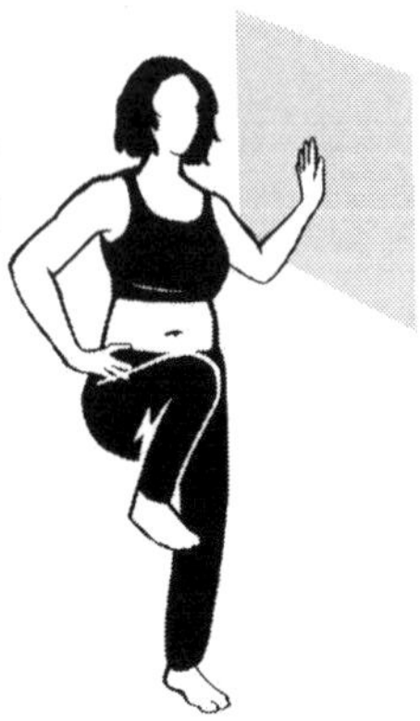

Chaise au mur 1 :
maintenir la position pendant 5 respirations

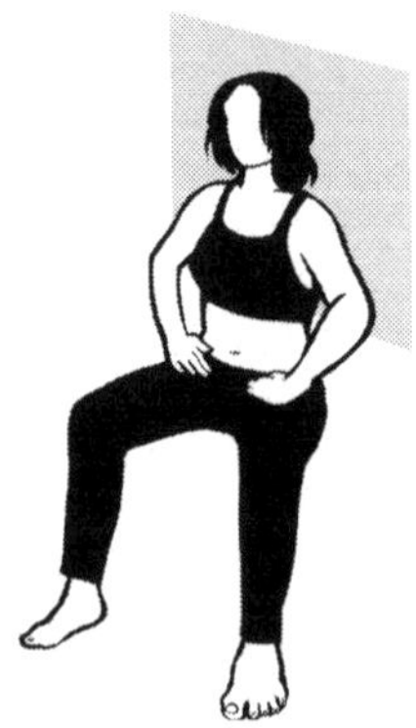

Chaise au mur 2 :

8 levées de chaque côté

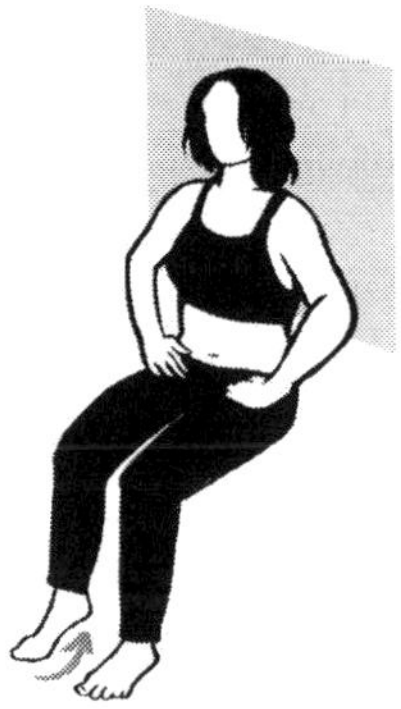

Étirement actif du mollet :

3 étirements par mollet

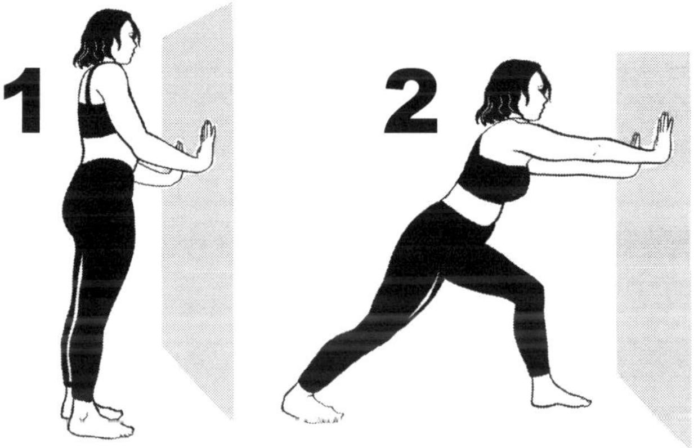

Chaise au mur 3 :

6 répétitions de chaque côté

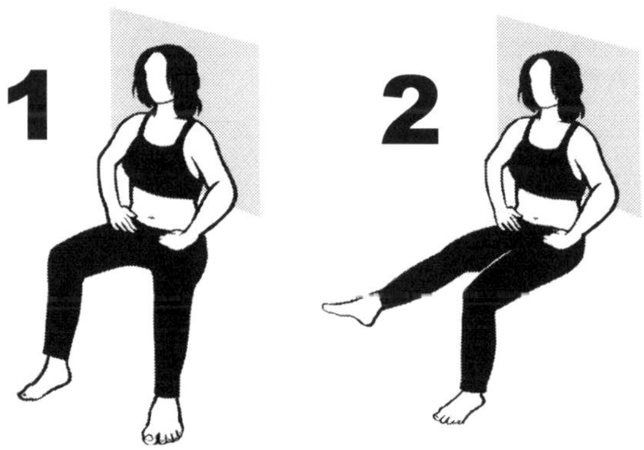

Entraînement des mollets au mur :

6 répétitions de chaque côté

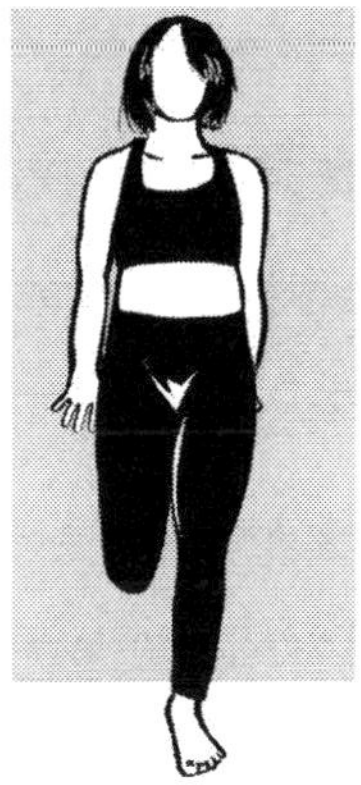

Chaise au mur avec jambe à la poitrine :

6 répétitions de chaque côté

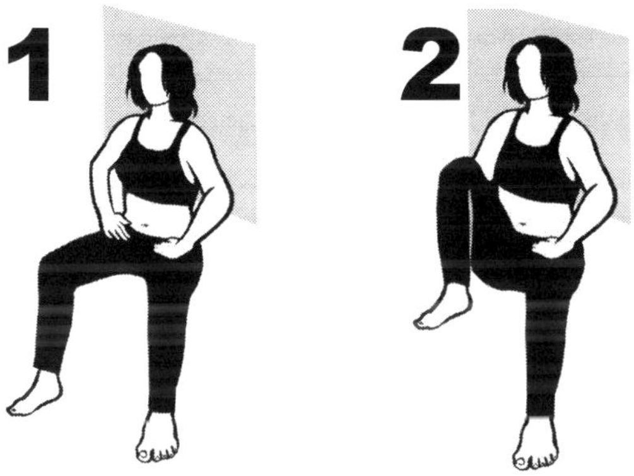

Posture de la pince :

3 fois en maintenant la position pendant 5 secondes

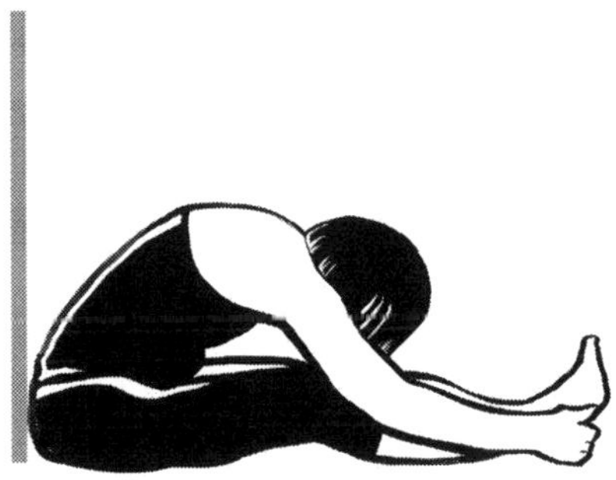

POSTURE DE LA DÉESSE AU MUR

Niveau : Débutant

Avantages : Cette position est idéale pour échauffer les épaules et les bras et permet d'améliorer la respiration.

Étapes :

1. Appuyez les fessiers, le dos et la tête contre le mur.
2. Pliez vos bras à un angle de 90 degrés et rapprochez les coudes devant vous. Tendez ensuite les bras vers l'extérieur jusqu'à ce que vos coudes et vos bras touchent le mur.
3. Inspirez et expirez et maintenez cette position pendant 8 secondes.
4. Ramenez vos bras à la position de départ.
5. Essayez de répéter l'exercice 10 fois.

1

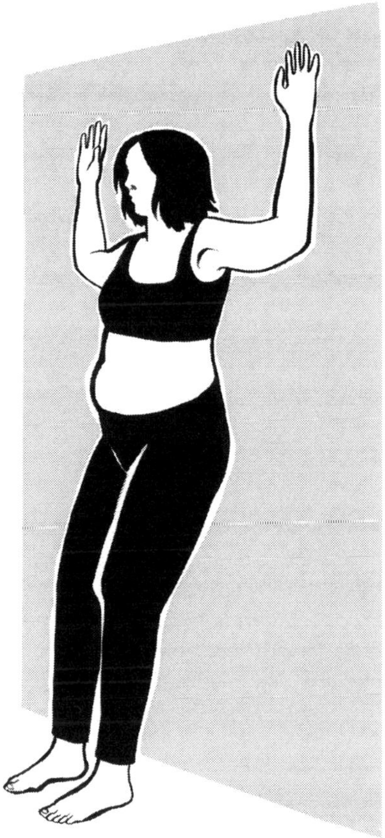

2

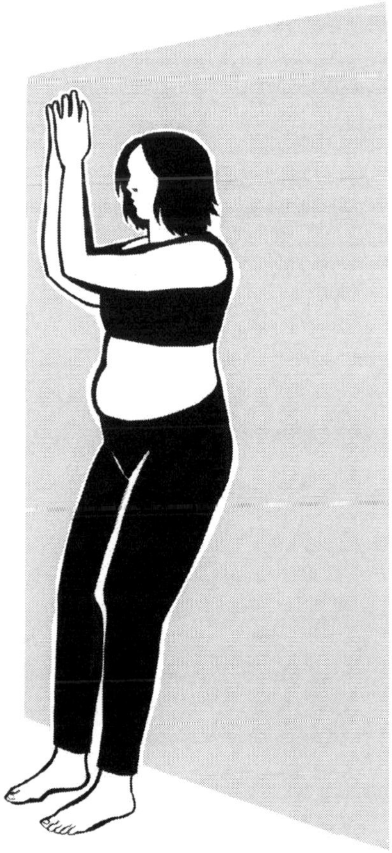

CERCLES D'ÉPAULES

Niveau : Débutant

Avantages : Cet exercice d'échauffement permet d'améliorer la souplesse des épaules et la posture.

Étapes :

1 Appuyez les fessiers, le dos et la tête contre le mur.

2 Placez vos mains sur vos hanches, détendez votre cou et effectuez de petits mouvements de bascule dans le sens des aiguilles d'une montre, et dans le sens inverse.

3 Répétez 10 fois dans le sens des aiguilles d'une montre et 10 fois dans le sens inverse.

N'oubliez pas : il est préférable d'effectuer d'abord de petites rotations, puis de passer à des rotations plus importantes.

1

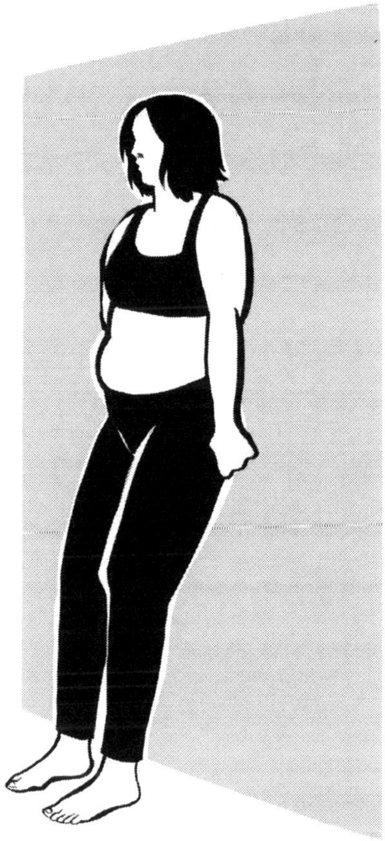

2

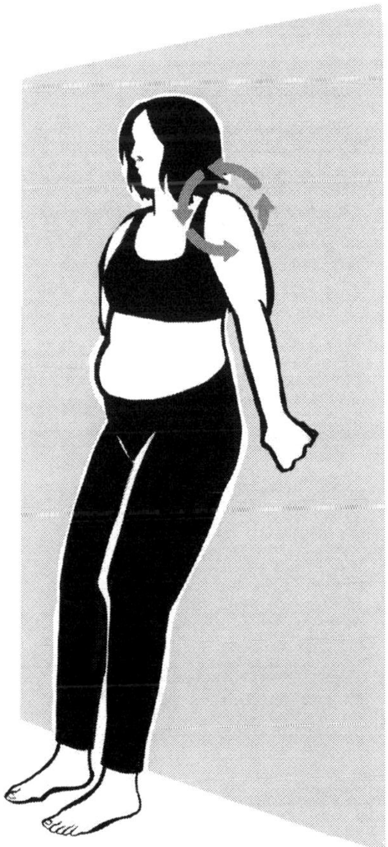

POMPES AU MUR 1

Niveau : Débutant

Avantages : Cet exercice permet de renforcer les biceps et les triceps.

Étapes :

1 Placez-vous face au mur et faites un pas en arrière.

2 Tendez les bras et placez vos mains contre le mur. Les mains doivent être à la hauteur des épaules.

3 Maintenant, faites des pompes en gardant les pieds fermement posés sur le sol. Essayez de garder vos coudes contre le mur pendant que vous effectuez les pompes.

4 Pour augmenter le niveau de difficulté, augmentez la distance par rapport au mur et mettez-vous sur la pointe des pieds.

5 Essayez de faire 10 pompes contre le mur.

N'oubliez pas : Lorsque vous faites des pompes sur le mur, essayez de garder votre nez près du mur, tout en gardant le dos droit et les épaules ouvertes.

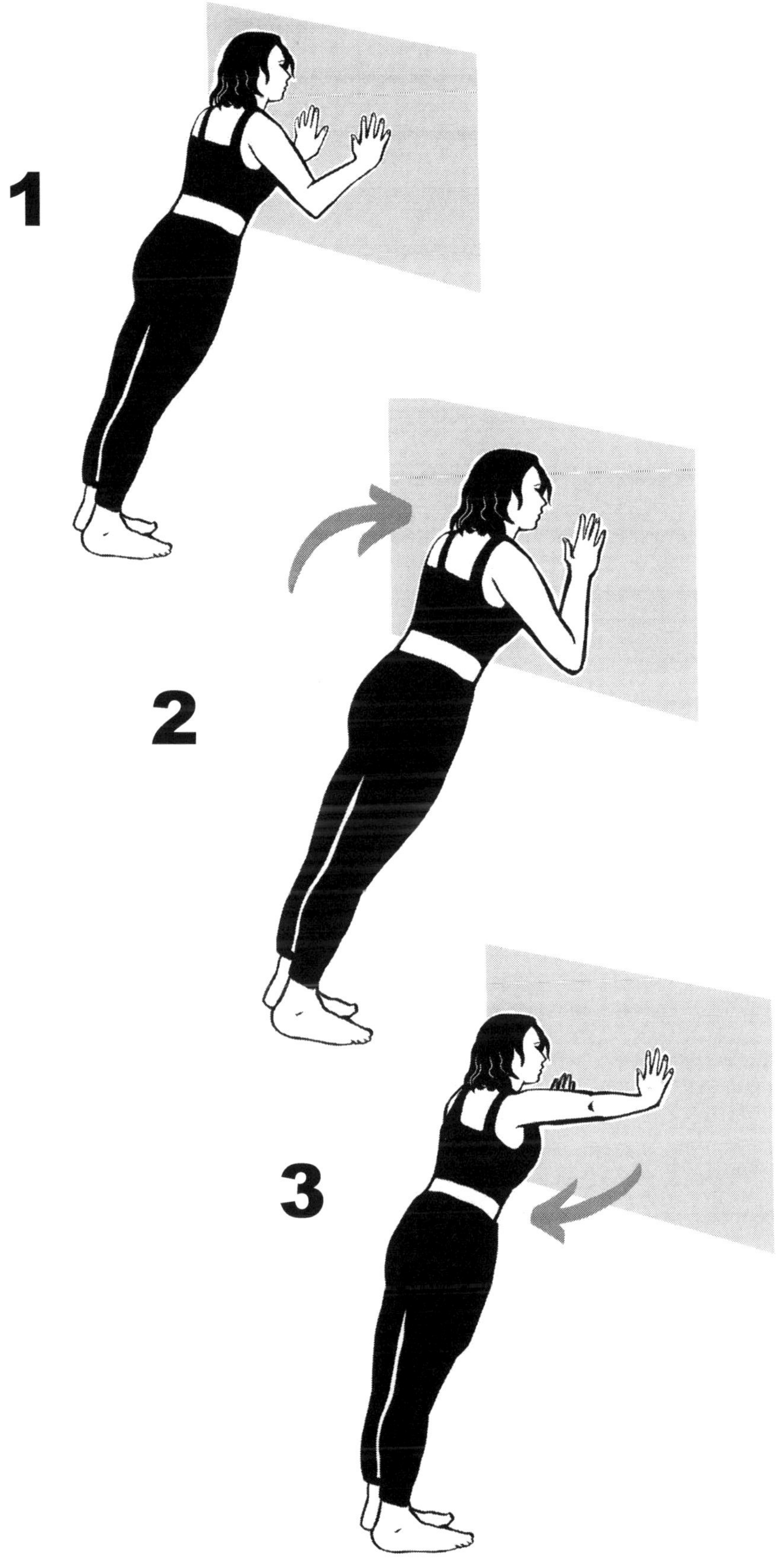
1
2
3

POMPES AU MUR 2

Niveau : Débutant à intermédiaire

Avantages : Cet exercice permet de renforcer les biceps, les triceps et les lats.

Étapes :

1. Placez-vous face au mur et faites un pas en arrière.
2. Tendez les bras et placez vos mains sur le mur. Vos mains doivent être à la hauteur de vos épaules. Tendez ensuite les bras sur le côté.
3. Les mains contre le mur, faites des pompes. Essayez de vous arrêter lorsque vous atteignez un angle de 90 degrés avec vos bras.
4. Maintenez cette position pendant 5 secondes, puis revenez à la position de départ.
5. Essayez de faire 10 pompes contre le mur.

N'oubliez pas : inspirez et expirez pendant les pompes. Serrez vos omoplates en vous approchant du mur et relâchez-les en revenant à la position de départ. Gardez le dos droit pendant toute la durée de l'exercice.

3

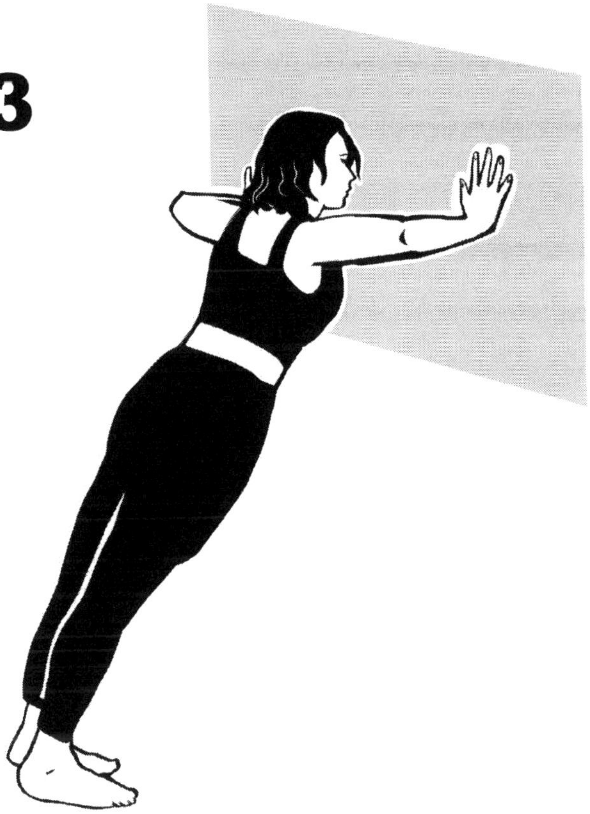

4

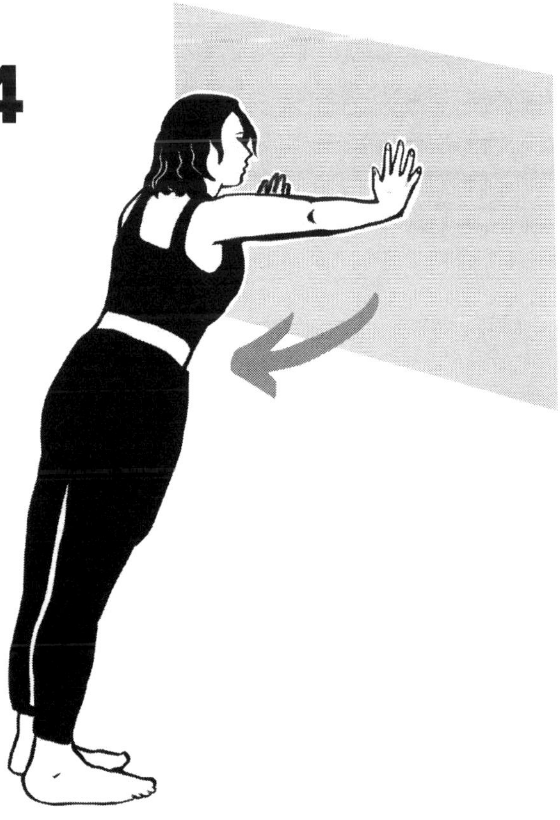

EXTENSION DES JAMBES VERS L'ARRIÈRE

Niveau : Débutant

Étapes :

1. Placez-vous face au mur et faites un grand pas en arrière.
2. Tendez les bras et placez vos mains contre le mur. Vos mains doivent être à la hauteur des épaules.
3. Faites une pompe et arrêtez-vous lorsque votre nez touche le mur.
4. Mettez-vous sur la pointe des pieds et déplacez votre jambe droite vers l'arrière. Serrez les fessiers et gardez la pointe du pied droit tendue.
5. Essayez d'effectuer cet exercice 10 fois, puis changez de jambe.

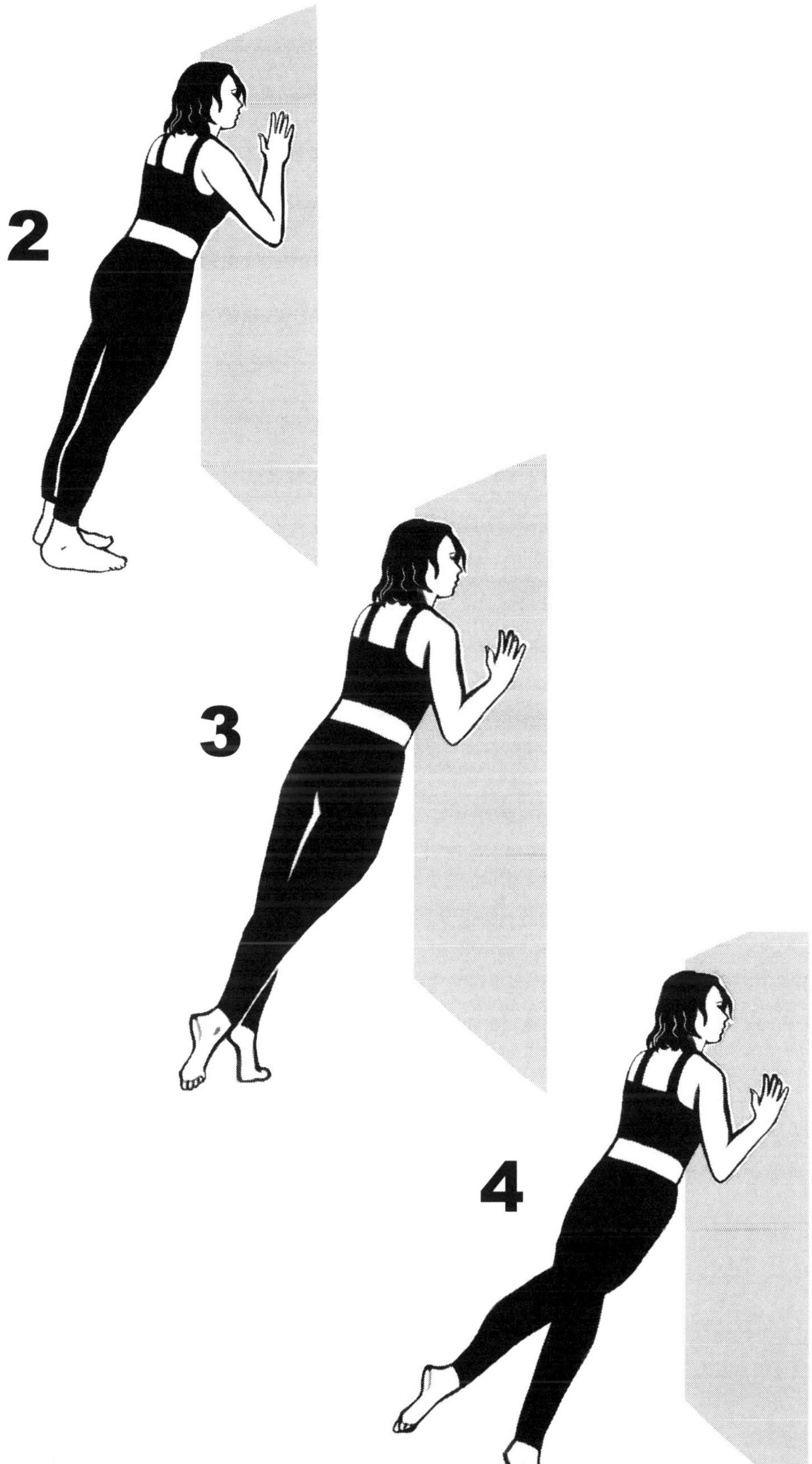
2
3
4

OUVERTURE LATÉRALE DES JAMBES

Niveau : Débutant

Avantages : Cet exercice d'échauffement vous permet de travailler les fessiers et maintient l'abdomen actif.

Étapes :

1 Placez-vous sur le côté, le long du mur.

2 Placez votre main droite sur votre hanche droite et votre main gauche contre le mur.

3 En gardant le dos droit, effectuez une ouverture latérale avec votre jambe droite. Gardez votre pied droit en position de marteau et aidez-vous en poussant votre main gauche contre le mur pour garder l'équilibre.

4 Essayez de faire 10 ouvertures, puis changez de côté.

2

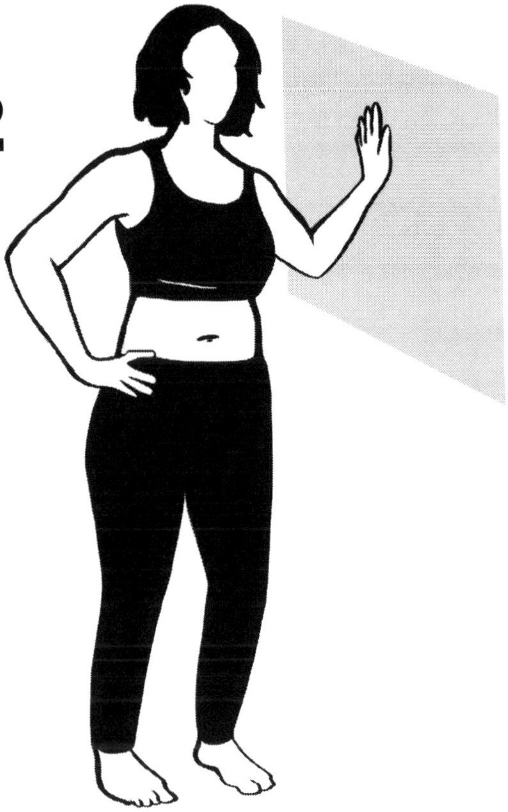

3

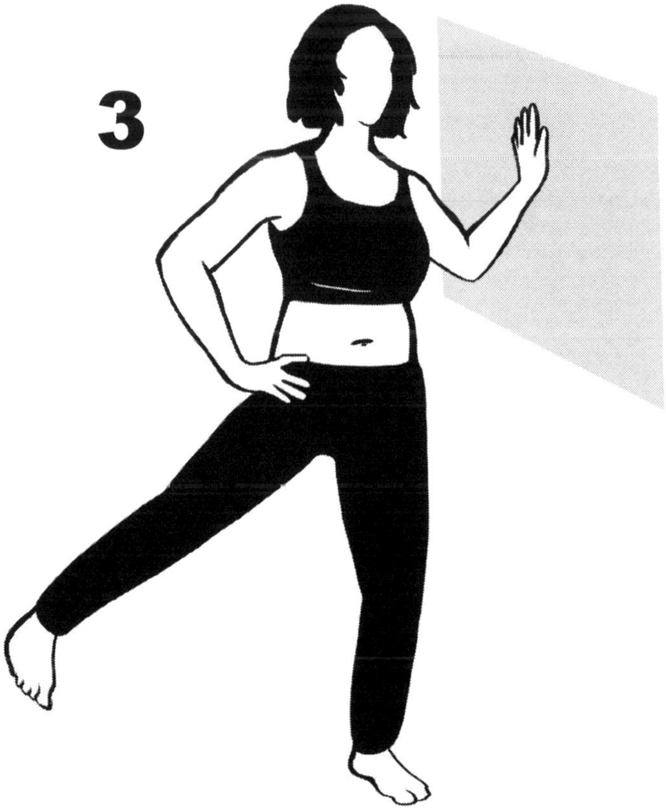

CERCLES DE JAMBES 2

Niveau : Débutant

Avantages : Cet exercice est très utile pour échauffer les muscles des jambes avant une séance d'entraînement. Utilisez le mur comme support pour l'équilibre.

Étapes :

1. Placez-vous sur le côté, le long du mur.
2. Placez votre main droite sur votre hanche droite et votre main gauche sur le mur.
3. Tendez la jambe droite sur le côté.
4. Tournez votre jambe droite dans le sens des aiguilles d'une montre pendant 5 fois, puis dans le sens inverse pendant 5 autres fois. Gardez les orteils tendus.
5. Répétez l'opération en changeant de jambe.

2

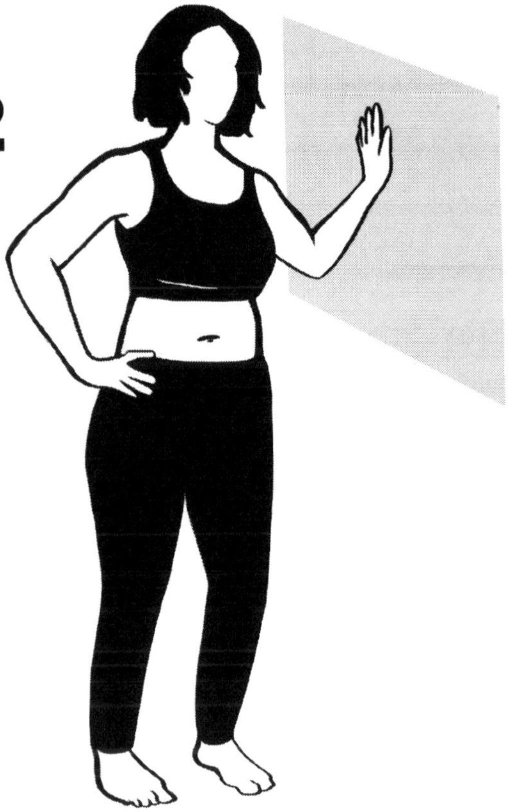

3

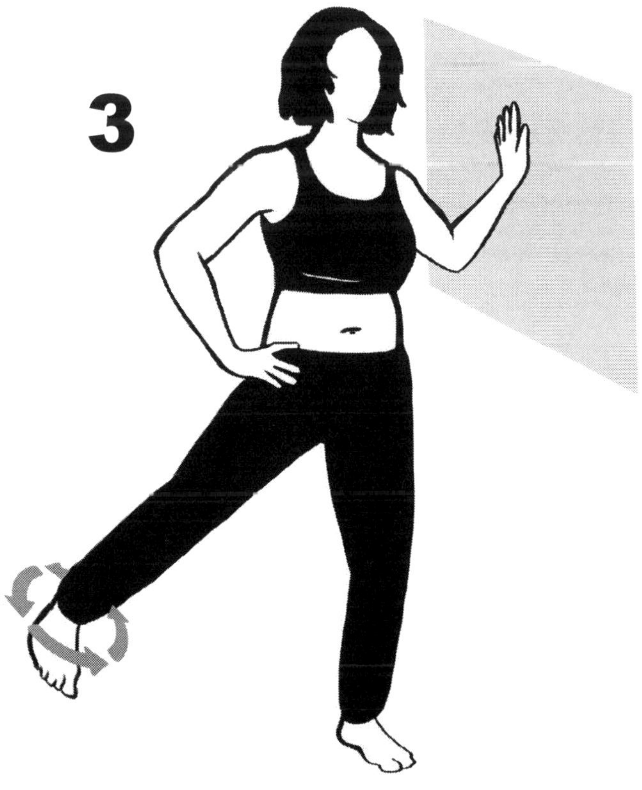

LEVÉS DES GENOUX EN POSITION DEBOUT

Niveau : Débutant

Avantages : Cet exercice est excellent comme échauffement et améliore la mobilité de l'articulation du genou.

Étapes :

1. Commencez debout, le dos contre le mur.
2. Levez le genou droit vers la poitrine.
3. Appuyez votre dos contre le mur lorsque vous levez le genou.
4. Maintenez la position pendant 5 secondes et répétez l'exercice de l'autre côté.

1

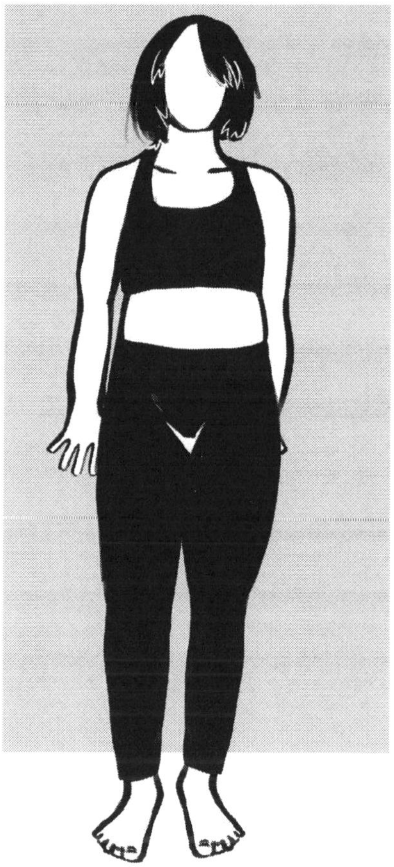

2

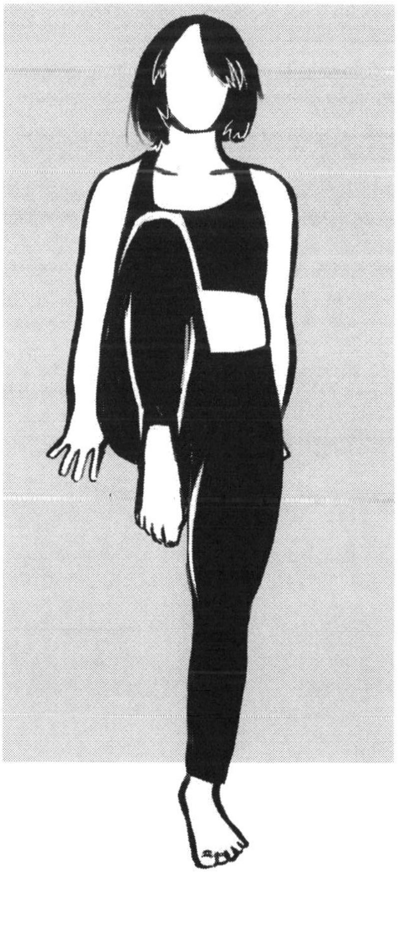

FLEXION LATÉRALE EN POSITION ASSISE

Niveau : Débutant

Avantages : Vous cherchez un exercice pour améliorer la souplesse de dos et étirer les muscles des jambes ? Cet exercice est fait pour vous !

Effectuez ces mouvements lentement pour en tirer le meilleur parti !

Étapes :

1 Commencez par vous asseoir sur le sol, le dos contre le mur et les jambes tendues devant vous.

2 Dos au mur, écartez les jambes jusqu'à la largeur des hanches.

3 Tendez la main et tapotez les orteils de votre pied gauche avec votre main droite.

4 Répétez l'exercice avec la main droite sur le pied gauche, en changeant de côté pendant 30 secondes.

1

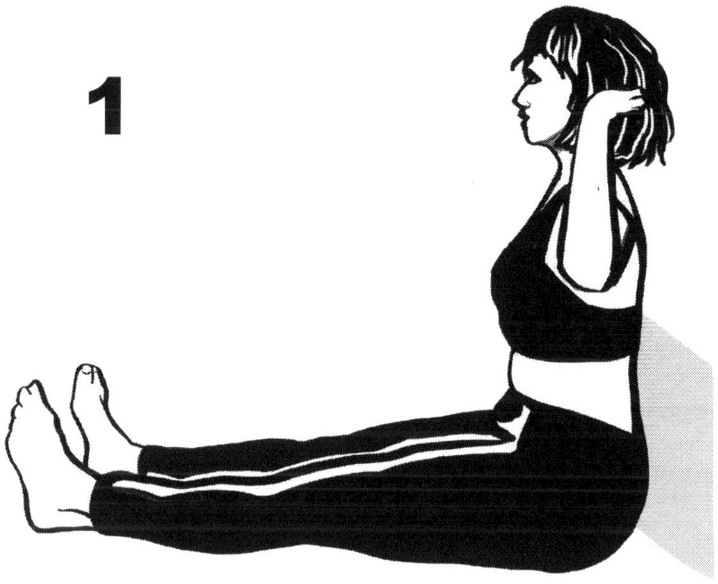

3

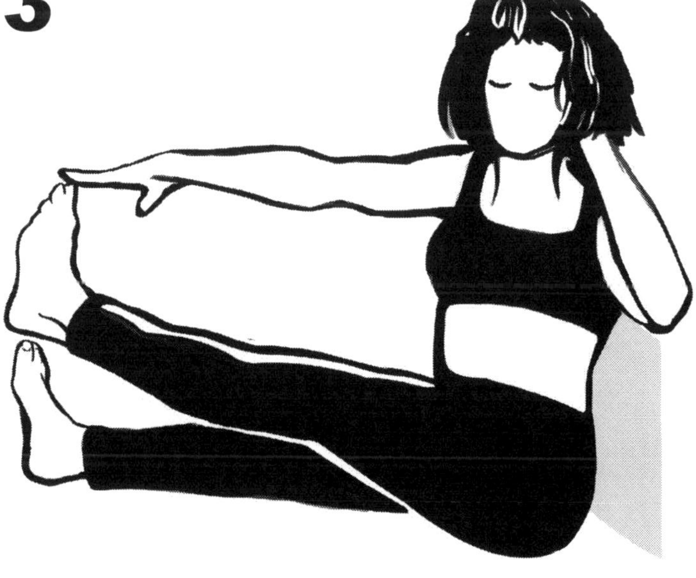

TORSION DE LA COLONNE VERTÉBRALE EN POSITION ASSISE

Niveau : Débutant

Avantages : Cet exercice sollicite l'ensemble du dos en travaillant sur la rotation de la colonne vertébrale. Il est utile pour améliorer la posture et la mobilité si vous souffrez de douleurs dorsales.

Étapes :

1 Commencez par vous asseoir sur le sol, le dos contre le mur et les jambes tendues devant vous.

2 Écartez les jambes de façon à ce qu'elles soient à la largeur des hanches, le dos contre le mur.

3 Tournez doucement votre torse vers la gauche et tendez votre main droite de manière à ce qu'elle touche le sol à l'extérieur de votre jambe gauche.

4 Inversez la torsion et tendez la main gauche pour toucher le sol à l'extérieur de votre jambe droite.

5 Changez de côté pendant 30 secondes.

1

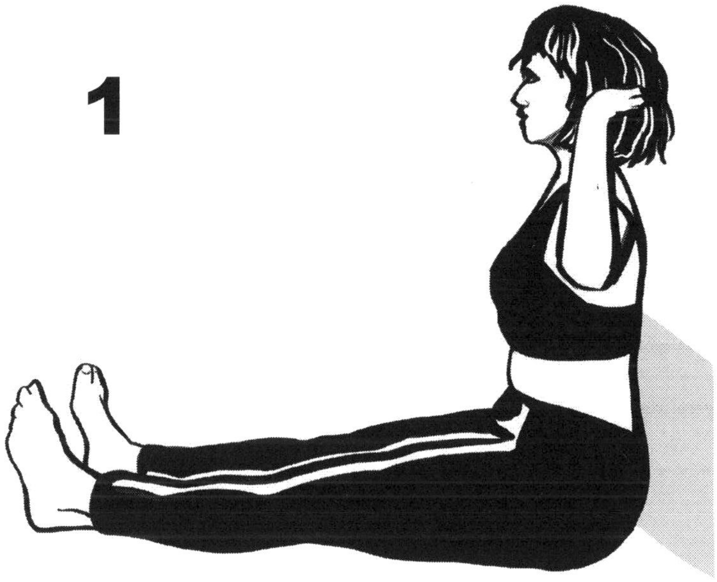

3

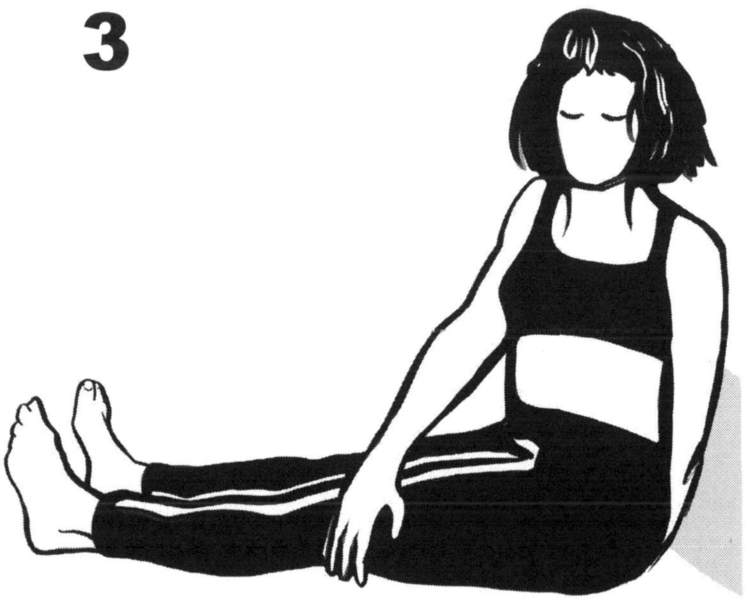

ÉTIREMENTS DU BAS DU DOS

Niveau : Débutant

Avantages : Cet exercice permet d'étirer le dos dans son ensemble et de soulager le bas du dos des douleurs et du stress.

Étapes :

1. Asseyez-vous sur le tapis, face au mur, les jambes croisées.
2. Placez vos mains contre le mur à hauteur de vos épaules.
3. Balancez votre dos vers l'avant puis vers l'arrière en faisant des petits mouvements.
4. Essayez de faire 5 balancements très lentement

1

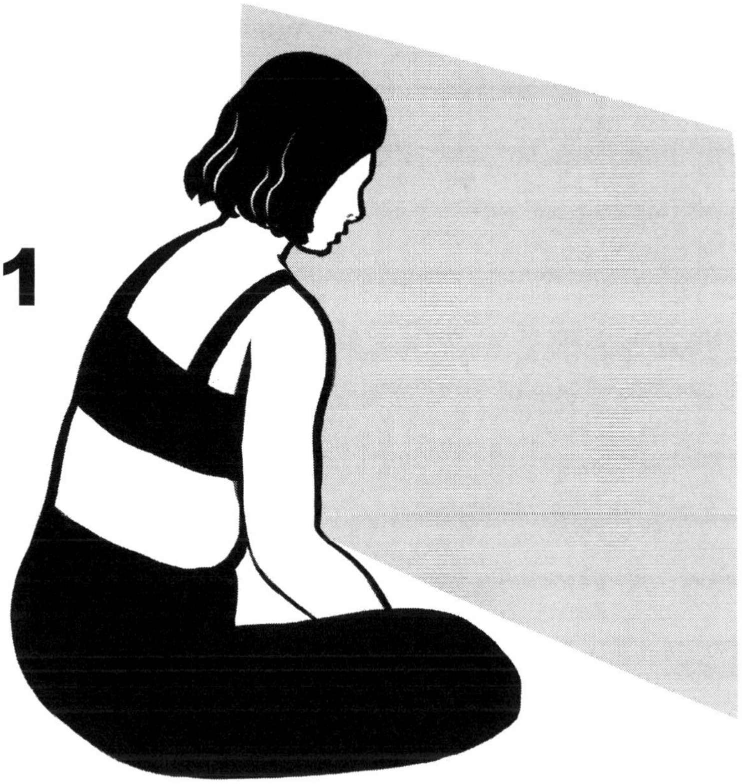

2

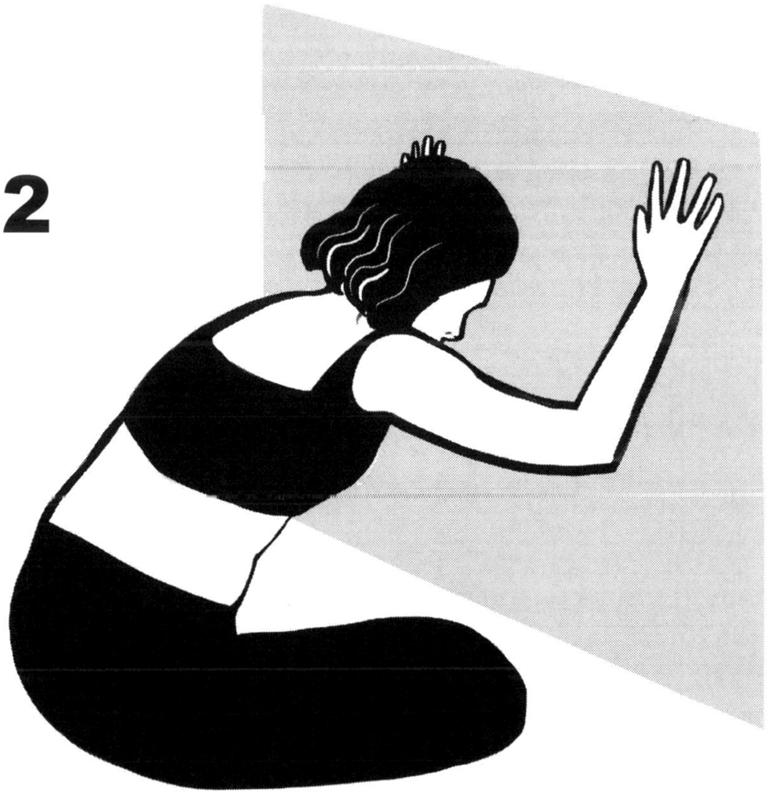

#6 SÉANCE D'ENTRAÎNEMENT POUR LE CORPS ENTIER

Cet entraînement ultime sollicite l'ensemble du corps, en se concentrant particulièrement sur le haut du corps, les bras et la poitrine.

Niveau : Débutant

Durée : 10 Minutes

Posture de la déesse au mur : 10 répétitions

1

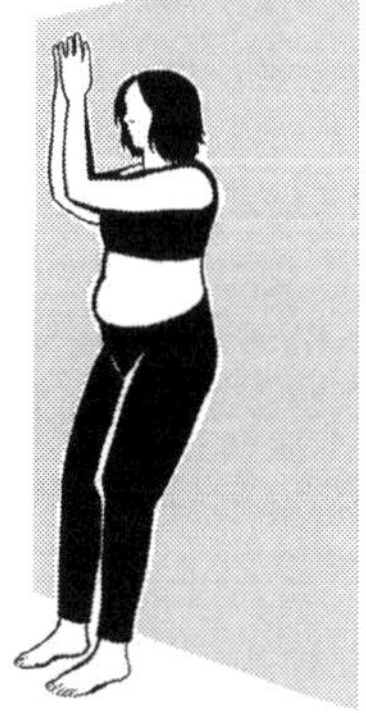

2

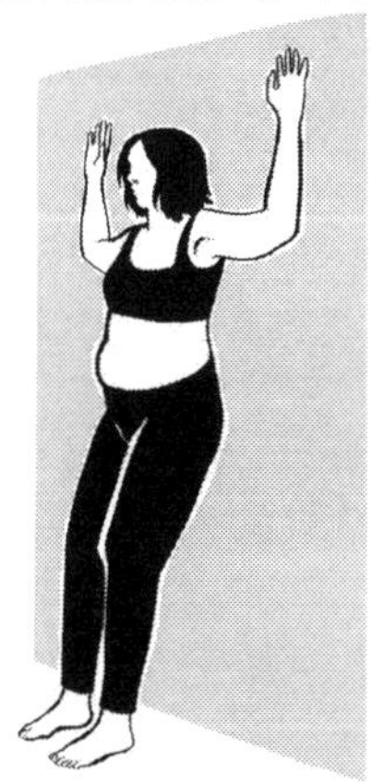

Cercles d'épaules : 10 répétitions dans le sens des aiguilles d'une montre et 10 dans le sens inverse.

1

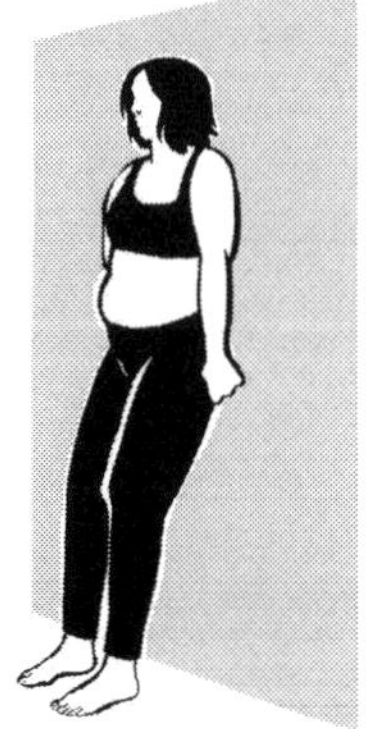

2

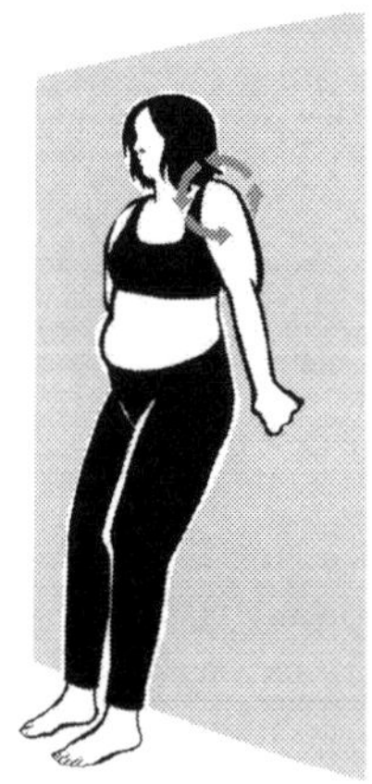

Pompes au mur 1 : 10 répétitions

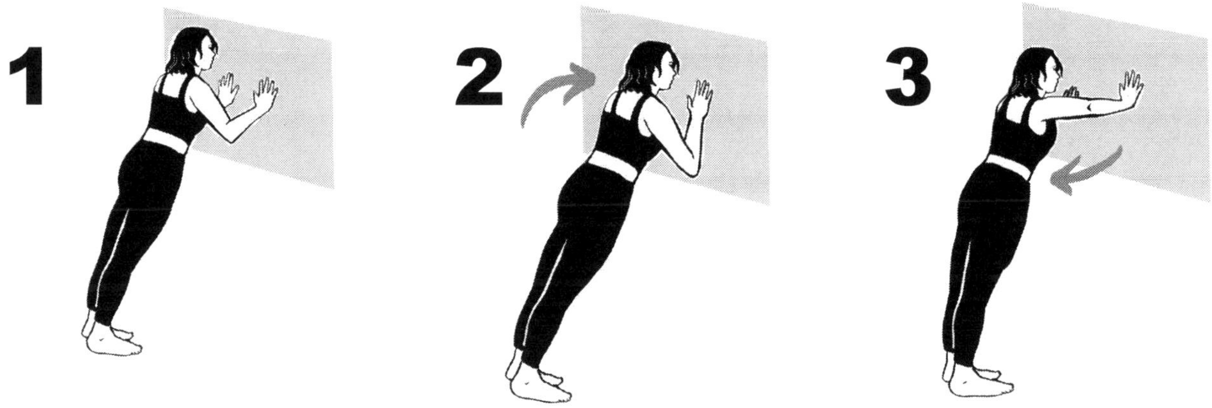

Pompes au mur 2 : 10 répétitions

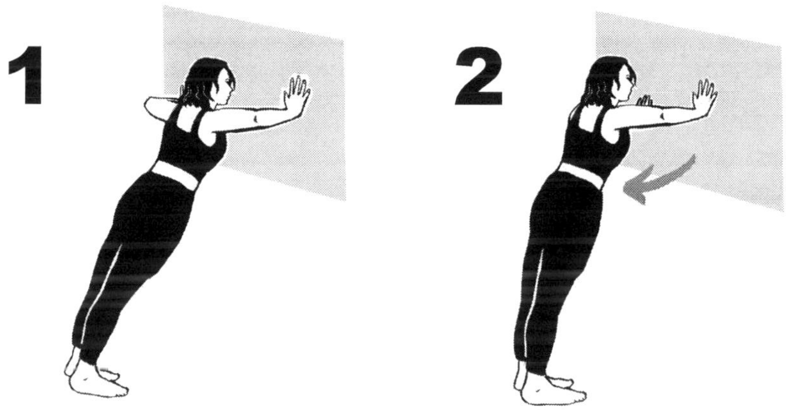

Extension des jambes vers l'arrière : 10 répétitions par jambe

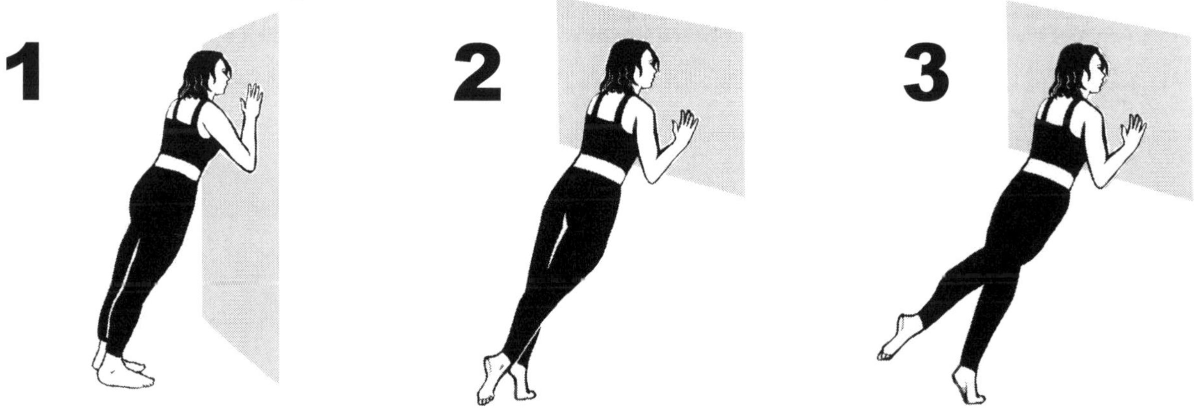

Ouverture latérale des jambes : 10 répétitions par jambe

1
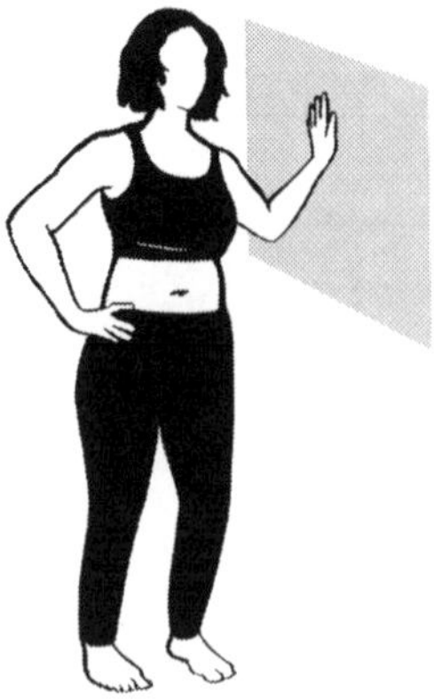

2
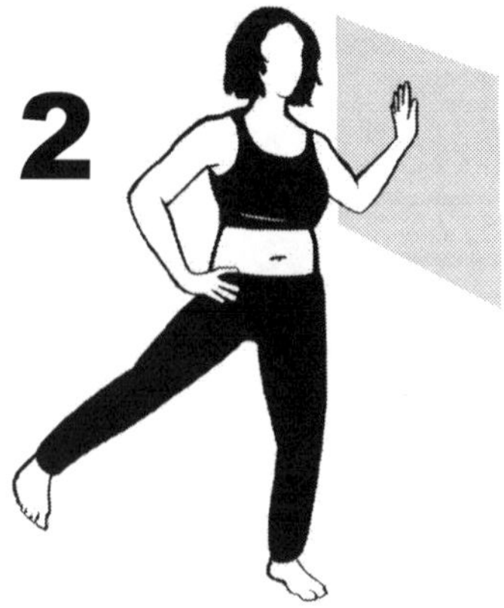

Cercles de jambes 2 : 5 cercles dans le sens des aiguilles d'une montre, puis 5 cercles dans le sens contraire des aiguilles d'une montre

1
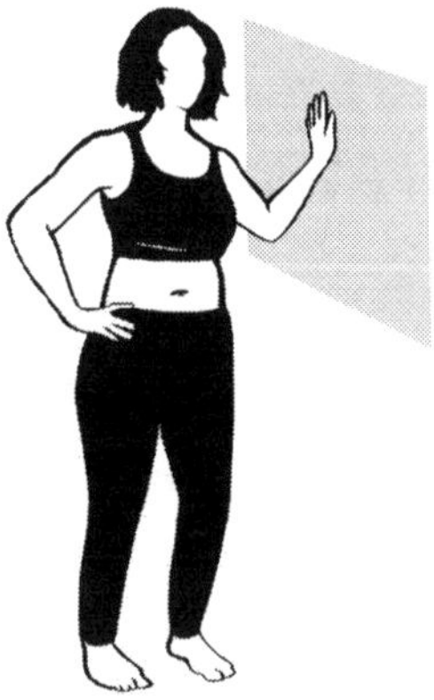

2
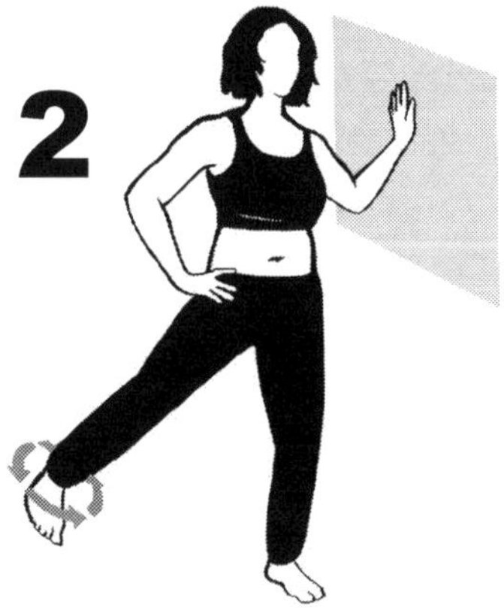

Levés des genoux en position debout : 3 montées de genoux de chaque côté

1
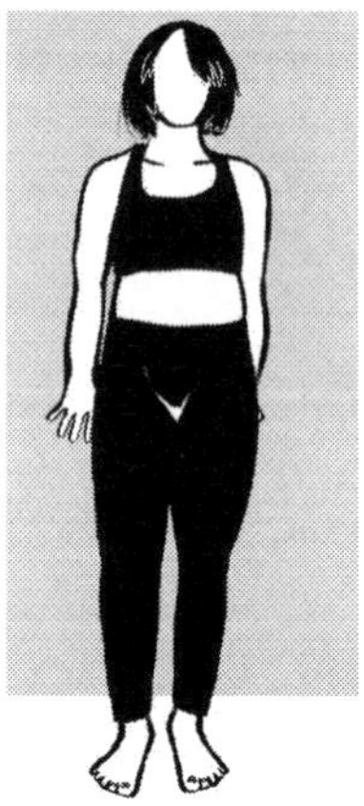

2
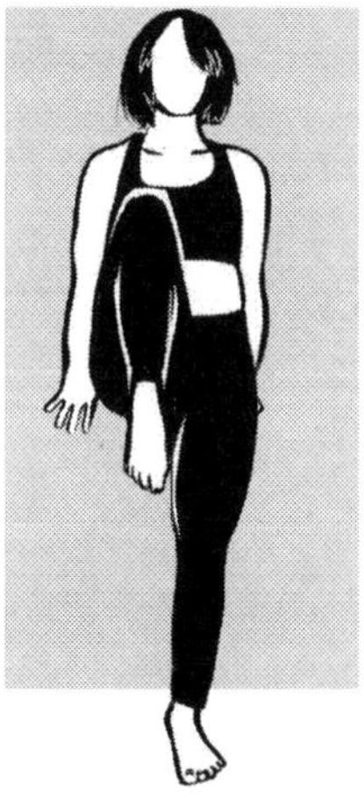

Flexion latérale en position assise : 30 secondes

1

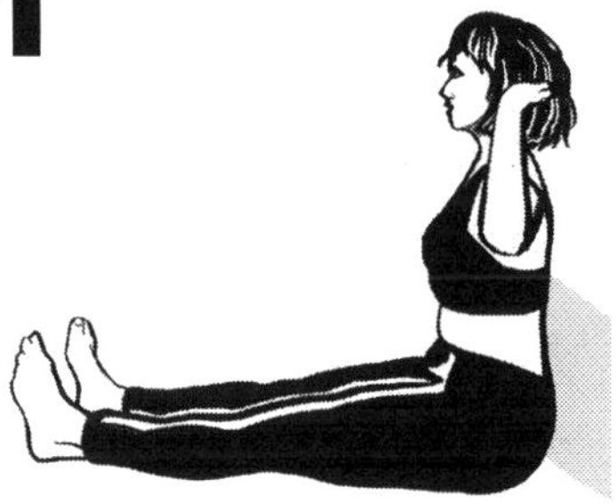

2

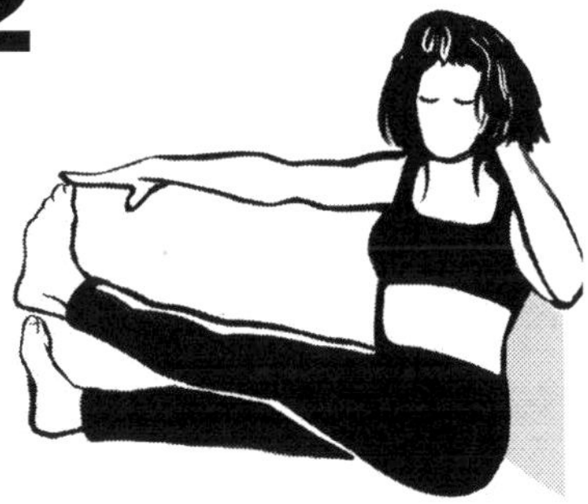

Torsion de la colonne vertébrale en position assise : 30 secondes

1

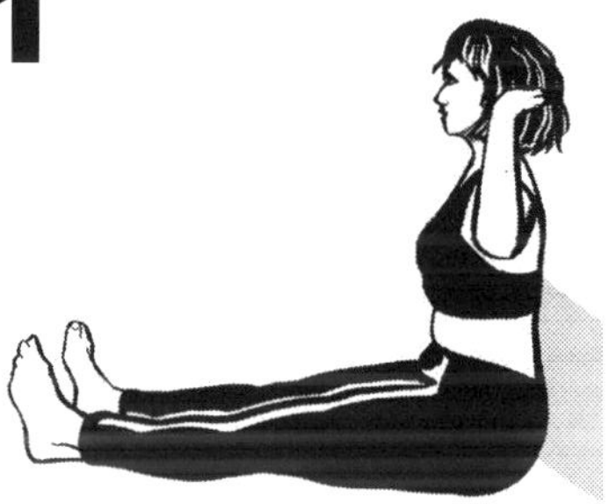

2

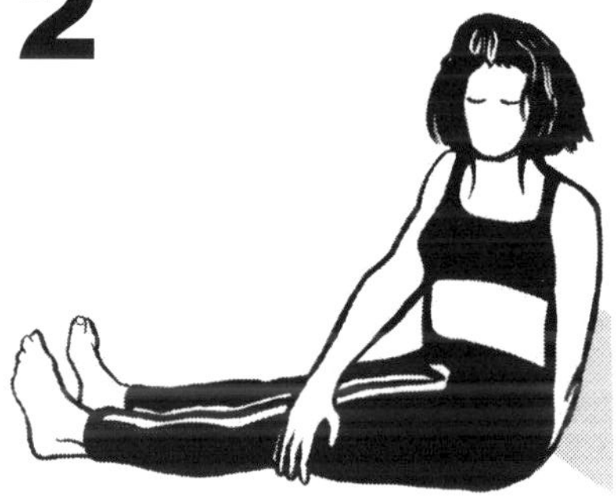

Étirement du bas du dos : 30 secondes

1

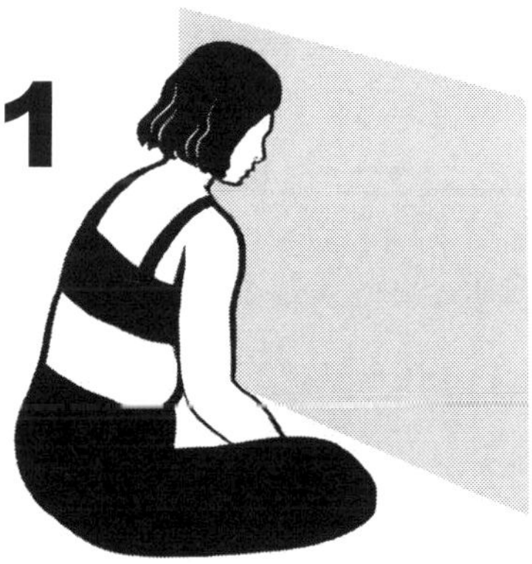

2

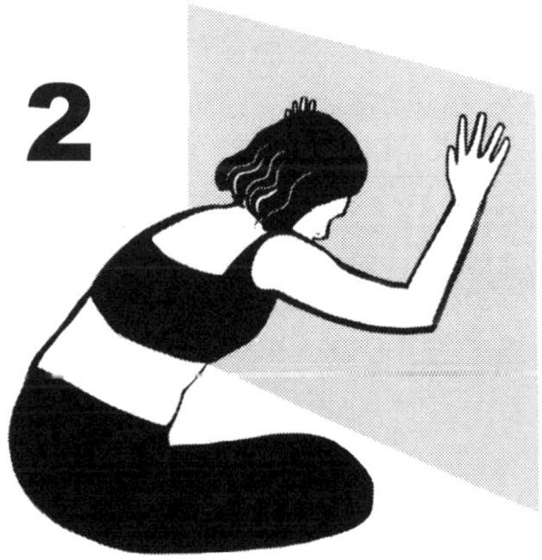

ARDHA SARVANGASANA

Niveau : Intermédiaire

Avantages : Cette posture intermédiaire inverse le flux sanguin des orteils vers le cœur et améliore la circulation au niveau de la tête et du cou en plaçant le cœur au-dessus de la tête.

Étapes :

1 Commencez par vous allonger sur le tapis ou le sol, le dos plat.

2 Placez vos pieds à plat contre le mur, les jambes pliées et le bassin près du mur. C'est la position de départ.

3 Les pieds contre le mur et les mains fermement posées sur le sol, soulevez votre bassin à l'aide de vos fessiers.

4 Prenez appui sur vos hanches ou votre dos avec vos paumes et mettez votre poids sur vos coudes et vos épaules. En portant une attention particulière à votre cou, essayez de créer une ligne droite entre vos coudes et vos pieds, en levant vos pieds vers le ciel.

5 Gardez l'équilibre pendant 5 secondes, puis placez vos pieds sur le mur.

6 Placez ensuite votre bassin sur le sol et répétez l'exercice.

N'oubliez pas : Essayez de rester concentré pendant l'exécution de ces mouvements pour éviter de perdre l'équilibre et de tomber. Regarder un point fixe peut vous aider à garder l'équilibre

2

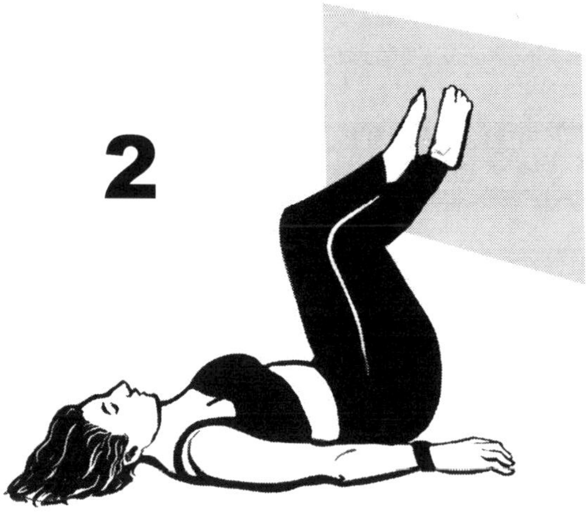

3

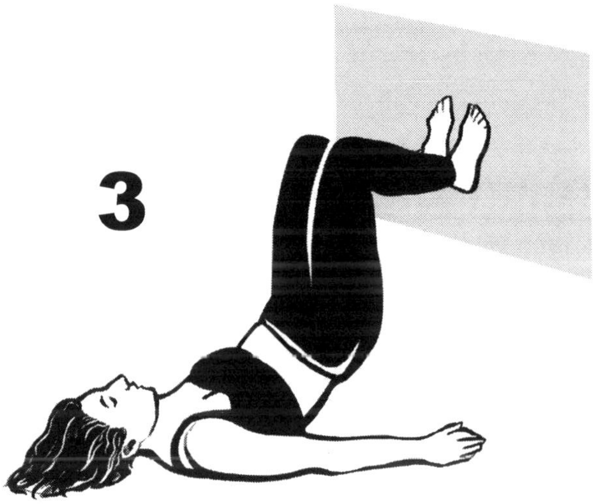

4

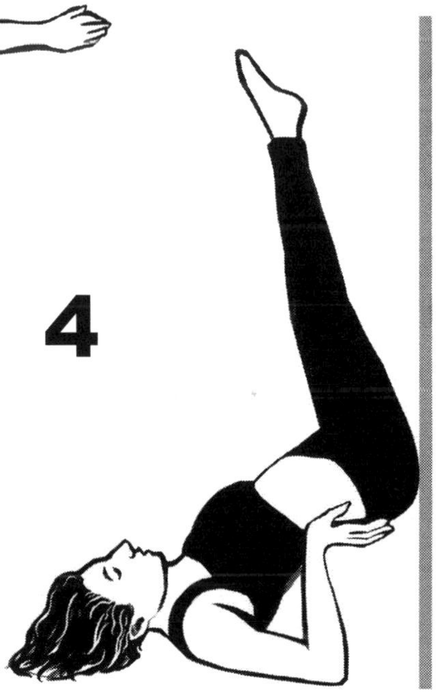

EXTENSION DES JAMBES - AVANCÉE

Niveau : Avancé

Avantages : Cet exercice est excellent pour améliorer l'équilibre, et de nombreux muscles sont sollicités pendant cette posture : le dos, le cou, les jambes et l'abdomen.

Étapes :

1 Commencez par vous allonger sur le tapis ou le sol, le dos plat.

2 Placez vos pieds sur le mur, les jambes pliées et le bassin près du mur. C'est la position de départ.

3 Les pieds contre le mur et les mains fermement posées sur le sol, engagez votre tronc et utilisez vos fessiers pour soulever votre bassin vers le haut.

4 Essayez de lever les pieds plus haut et d'écarter les jambes. Les seuls points d'appui sur le sol doivent être les bras, les épaules et la tête.

5 Ramenez lentement votre bassin vers le sol en déplaçant vos pieds vers le bas, comme si vous montiez sur le mur dans la direction opposée.

6 Répétez ce mouvement 4 fois.

N'oubliez pas : Gardez le dos droit et bougez très lentement pour ne pas perdre l'équilibre. Utilisez le mur et vos mains pour vous équilibrer.

2

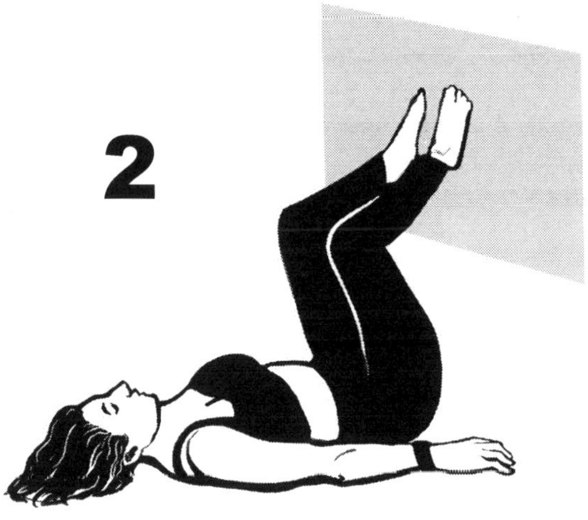

3

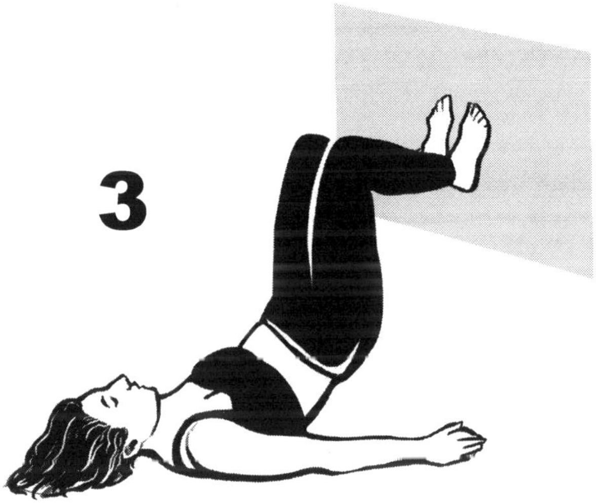

4

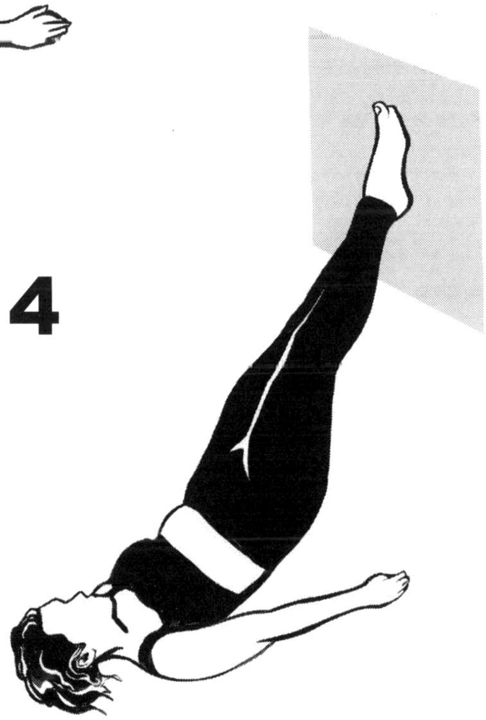

CONCLUSION

L'exercice physique devrait être une priorité pour tout le monde, mais il peut être difficile de s'entraîner sans aide. Le Pilates au mur est une excellente option pour tonifier votre corps et améliorer votre condition physique sans avoir à faire des séances d'entraînement longues et pénibles.

Que vous soyez novice en matière de Pilates, que vous disposiez de peu de temps ou que vous ayez des problèmes de mobilité, les exercices sont rapides et adaptés à tous les niveaux !

Emportez ce livre avec vous pour pratiquer en toute sécurité car, contrairement à beaucoup d'autres exercices, vous pouvez compter sur la stabilité de n'importe quel mur.

Vous pouvez faire les exercices n'importe où, tout ce dont vous avez besoin, c'est un mur.

Si vous souffrez de maux de dos ou de problèmes articulaires, ce type d'exercice est particulièrement indiqué car il vous permet d'améliorer votre posture et votre souplesse en peu de temps grâce à des mouvements lents, précis et sûrs.

Ce guide de Pilates vous permet de rester en forme et vous amuser grâce à plus de 50 exercices et séances d'entraînement conçus pour tous les niveaux et tous les groupes musculaires. Nous avons rassemblé les principaux exercices de Pilates au mur, étape par étape, de manière simple et rapide, et chaque exercice est illustré en détail pour faciliter l'entraînement du lecteur.

Désormais, vous n'avez plus d'excuses pour vous entraîner régulièrement et découvrir la meilleure version de vous-même.

Devenez aussi fort et solide qu'un mur !

Printed by Amazon Italia Logistica S.r.l.
Torrazza Piemonte (TO), Italy

52911134R00074